理論と実践で学ぶ　臨床の"聴く 伝える 解決する"

歯科医療コミュニケーション

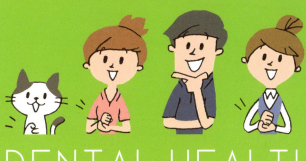

DENTAL HEALTH COMMUNICATION

水木さとみ｜勝部 直人

クインテッセンス出版株式会社　2018
QUINTESSENCE PUBLISHING

Berlin, Barcelona, Chicago, Istanbul, London, Milan, Moscow, New Delhi, Paris, Pra
Seoul, Singapore, Tokyo, Warsaw

はじめに

高齢社会を背景に、健康に過ごすことの意義、健康寿命延伸に向けた取り組みが積極的になされるようになりました。歯科でも、たとえば歯周病は、口腔内のみならず全身疾患にも関連をもっており、「口から始まる健康管理」をスローガンに、予防歯科の意義が広く周知されています。その他の口腔内の問題についても同様に、患者さんに問題が生じる前にその芽を摘み取る歯科医療の重要性が語られるようになって久しくなりました。

歯科における疾患の大半は、歯周病とう蝕、それにともなう欠損による審美不良や機能不全です。歯周病は歯を支える骨を、う蝕は歯質を失う病気ですから、歯周病では炎症をコントロールして進行を止めること、う蝕では欠落した歯質を人工生体材料に置き換えることが治療となり、一度罹患するとまったく元通りに治癒するということはない病気です。これからの歯科医療は、"むし歯"や"歯周病"などの疾患にならないための予防、疾患を発症した人に対する治療、そしてこれら慢性疾患の管理・共生ということになります。こうした医療を成功させるためには、患者さんの価値を歯科医療側が患者さんと共有し、共通の目標を設定して治療を行うことが必要です。

こうした予防や共生の時代では、患者さんは長期にわたって健康管理に対するモチベーションを維持しなければなりません。それには、医療者と患者さんの信頼関係形成と良好なコミュニケーションが求められます。またそれは一方的ではなく双方的で、対等で、循環するものでなくてはなりません。こうした視座に根差した「医療コミュニケーション」に関して、医科、看護、薬科はすでに取り組みを行っています。

さらにこうしたコミュニケーションを通して、患者さんの思いや感情、認識、理解度、治療に対する期待、生活背景といった情報を、医療者側が得ることも重要です。こうした情報は患者理解や治療計画・方法に反映し、患者さんの期待や不安に対応する必要の大きい、歯科医療の現場においても欠かせないものです。

問診、医療面接（メディカルインタビュー）、クリニカルインタビュー（歯科医師以外のスタッフも行う、患者さんとの相互理解や病状理解のためのコミュニケーション）は、患者さんの心理的・社会的側面も考慮しつつ、各患者さんに合った診断・治療・予防を行う全人的医療には不可欠です。また会話やインタビューから得られた情報を院内外で共有し、連携を図り、状況に応じて活用するためにも、医療コミュニケーションのスキルは重要です。

近年の情報技術の進化は目を見張るものがあります。インターネットやスマートフォンの普及にともない、メールや SNS などの便利なツールを用いることが多くなりました。しかし、患者さんとの信頼関係の構築や良好なコミュニケーションは、こうしたツールの便利さとは別のところにあるのも事実です。情報をただ効率的に伝えるだけ、聞くだけでは信頼関係は熟さず、治療効果や重要な情報を得ることはできません。

筆者らは、「医療を施す者であれば、患者さんの話の先にある心の情報までも耳を傾けていただきたい。患者さんに寄り添い、症状のみならず心理や背景までも理解し治療に反映する全人的医療のためのコミュニケーションはどのように実践すればいいか」と、ずっと考えてきました。本書は、前半を歯科における医療コミュニケーションの基礎知識、後半を臨床で活用・応用していただける問診票をもとに、良好な医療コミュニケーションの実践ノウハウを紹介しています。

本書を通して、聴く、伝える、わかる、考えて判断する、そして問題を解決するための医療コミュニケーション力を養っていただければ幸いです。

2018年6月

水木さとみ　勝部 直人

CONTENTS

1章 歯科における医療コミュニケーションに必要な基礎知識

勝部 直人

1 なぜ今、「医療コミュニケーション」なのか

- 歯科医療をより良く、患者さんが通いやすいものにするために ……………… 8
- 「医療コミュニケーション」は医療者のためのものでもある ………………… 11

2 「医療コミュニケーション」を理解しよう

- 問診、医療面接、医療コミュニケーションの違いとは …………………………… 13
- 医療面接の技法を学ぶ前に ………………………………………………………… 16
- 医療面接の概要 ……………………………………………………………………… 18
- 良好な治療環境のために不可欠な「ラポール形成」 …………………………… 20
- ラポール形成のために医療者側に必要な3要素 ………………………………… 21
- 医療面接の技法を身につけよう …………………………………………………… 25

3 「医療コミュニケーション」の臨床応用パターン

- 患者さんの「物語」こそが手を添えるべき問題の本質 ………………………… 37
- 開放型と閉鎖型の質問、どっちが良い？ ………………………………………… 38
- 傾聴型の会話ができているか、みてみよう ……………………………………… 41
- 患者さんを安心させる会話ができているか、みてみよう ……………………… 43
- 治療の失敗の告知はどうするか …………………………………………………… 47
- まとめ：基本をはずさない医療コミュニケーションを …………………………… 54

● 本文イラスト：キムラみのる、編集部

2章 歯科における医療コミュニケーション実践ノウハウ

水木 さとみ

1 来院動機・通院歴から探る患者さんのニーズ

- 患者さんの心理的ニーズを探る ……………………………………………………… 58
- 患者さんの心理的ニーズを引き出すコミュニケーション ……………………… 59
- 問診票を活用した心理的ニーズの引き出し方 …………………………………… 61
- 患者さんの過去の治療体験を聞く ………………………………………………… 62
- 最終受診歴から患者さんの背景を読む …………………………………………… 66
- クリニカルインタビューの技法習得や上達のために …………………………… 71

2 予防意識に関する情報収集と医療面接

- 歯科医療側と患者さんの認識の相違を埋めるコミュニケーション ………… 72
- 患者さんが優先させたい治療とその理由を知る ……………………………… 74
- 患者さんの生活習慣と歯科予防意識を読む …………………………………… 78

3 心身状態に関する情報収集と医療面接

- 心の不調は身体の不調と相互にリンクする …………………………………… 81
- 問診票を活用して心身状態を聴く ……………………………………………… 83

4 患者さんの行動特性を考慮したインタビュー

- 患者さんを科学的に理解しよう ………………………………………………… 87

5 "Patient record"のすすめ

- 患者情報を院内共有するための効率的で確実な方法 ………………………… 94
- Patient record の活用例 ………………………………………………………… 96

6 行動変容を目的としたアプローチ

- 予防歯科における行動変容の重要性 …………………………………………… 105
- 行動変容ステージ別にみる、患者さんの心理とアプローチ ……………… 107
- 行動変容ケーススタディ ① 禁煙編 ………………………………………… 111
- 行動変容ケーススタディ ② セルフケア編 ………………………………… 116

カスタマイズして活用！ 問診票の項目一覧 ……………………………………… 119

著者紹介

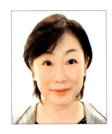

水木 さとみ
Mizuki Satomi

心理カウンセラー
博士(医学)
歯科衛生士

1982年	法政大学社会学部 卒業
1985年	日本歯科大学付属歯科専門学校(現・日本歯科大学東京短期大学)歯科衛生士科 卒業
1991年	米国に1年半在住、帰国後、各種心理療法修得
1996年	横浜市立大学医学部 研究生入学(口腔外科学専攻) 横浜市立大学医学部精神医学講座にて学ぶ
1999年	株式会社メディカルヒーリング研究所(MHI)設立
2000年	横浜商科大学 人権問題・学生相談カウンセラー (〜2004年)
2003年	東京医科歯科大学大学院医歯学総合研究科 頭頸部心身医学分野 客員臨床講師(〜2008年)
2005年	横浜市立大学より学位を授与(医学博士)
2013年	医療法人社団信和会 ミズキデンタルオフィス理事
2014年	多摩大学大学院(MBA課程) 客員教授
2014年	横浜歯科医療専門学校 非常勤講師(心理学講座)
現在に至る	

[役職など]
医療法人社団信和会 ミズキデンタルオフィス理事
多摩大学大学院(MBA課程) 客員教授
横浜歯科医療専門学校 非常勤講師(心理学講座)

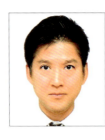

勝部 直人
Katsube Naoto

歯科医師
博士(歯学)

1993年	東京医科歯科大学歯学部 卒業
1997年	同大学院歯学研究科博士課程歯科保存学専攻 修了
同年	昭和大学歯学部保存修復学講座 助手(学生教育、臨床研究、歯科診療)
2005〜2017年	昭和大学歯学部総合診療歯科学講座 講師(学生教育、研修歯科医教育、臨床研究、歯科診療)
2017年〜	医療法人社団信和会 ミズキデンタルオフィス、医療法人社団さくら会クリニックグループ 勤務
2018年〜	九州大学大学院歯学研究院口腔保健推進学講座 口腔予防医学分野 非常勤講師
現在に至る	

[役職など]
日本歯科医療管理学会 総務担当理事
日本歯科医療管理学会 認定医
日本総合歯科学会 認定医・指導医
九州大学 非常勤講師
日本POS医療学会 評議員

DENTAL HEALTH COMMUNICATION

1章

歯科における医療コミュニケーションに必要な基礎知識

勝部 直人

歯科における
医療コミュニケーションに
必要な基礎知識

1

なぜ今、「医療コミュニケーション」なのか

歯科医療をより良く、患者さんが通いやすいものにするために

▪ 医療サービスが均一化する日本

　超高齢社会の進行にともなう医療費と介護費の増加が避けて通れない現状において、わが国の医療は、医療費の削減を目的にその標準化と効率化が求められています。こうした背景から医療サービスが均一化し、クリニカルパス（疾患別医療の標準治療計画表に基づいた医療の管理手法）によって、患者さんはあたかもベルトコンベアに乗せられたかのように病院を通過するようになっています。
　科学や統計による医学の提供と考えれば問題ないのかもしれませんが、心をもつ患者さんが存在する医療としては、どうでしょうか？

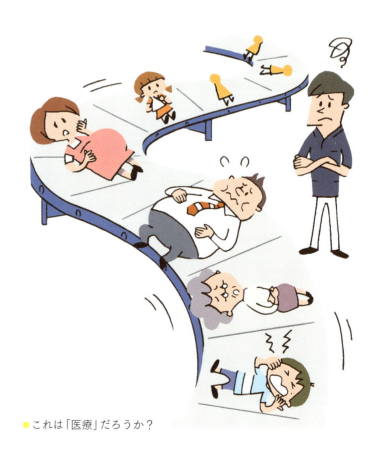

● これは「医療」だろうか？

1 なぜ今、「医療コミュニケーション」なのか

患者の苦しみは、医学の進歩とは別にある

ここでまず、「医学」と「医療」の違いについて考えてみましょう。「医学」は、人体の機能や構造に関する知識を基礎として、病気の種類や原因、治療法や予防法などを研究する学問のことであり、「医療」とは、人間の心身における健康の維持、回復、改善などを目的に、技術や医薬を用いて施す治療やそのほかさまざまな行為のことを指し、まったく違うものです。「医療」は、医療者と患者さんとの良好な関係を基盤にして初めて有効性が発揮されるため、医療者側からそうした関係を積極的に構築していく必要があります（**図1**）。

医療の歴史をひも解いてみると、太古の人びとは病気を神々の仕業とみなし、祈祷師が治療を担っていました。古代ギリシャにて四体液説を述べ、医学を原始的な迷信や呪術から切り離したのは、医師の倫理を説く「ヒポクラテスの誓い」で有名な医師・ヒポクラテス（紀元前460年ごろ～紀元前377年ごろ）です。

それから長い年月ののち、19世紀に実質的な近代医学が細胞レベルの生物学を基礎として始まりました。さまざまな病因・病態の解明による診断、治療法などを論じた研究は、現代の分子生物学の基礎を支えています。20世紀には、ヒトを対象に統計学的・疫学的手法を用いる治療法・診断法などの厳密な評価と、それに基づく医療（EBM：evidence-based medicine）が確立しました。

しかし、どんなに医学が発展しても最終的に人間は必ず体に変調を来たし、死に至ります。慢性疾患を含め、治らない病気や、回復はしても元通りにならない病気もたくさんあります。そうした患者さんの痛みや苦痛は、医学が進歩した今日においても、すべて解決できるものではありません。そこで、今後医療にかかわる者には、ホスピタリティをもって患者さんを迎える能力と、患者さんに主体性をもって自らの健康や医療にかかわってもらうための「医療コミュニケーション」を、学問としても臨床実践としても確立させることが重要になってくると考えられます。

「医療コミュニケーション」って何？

日本ではまだ聞き慣れない「医療コミュニケーション」という言葉は、英語で「health communication」といい、医療分野（広くは公衆衛生領域まで）におけるコミュニケーションを対象とした学

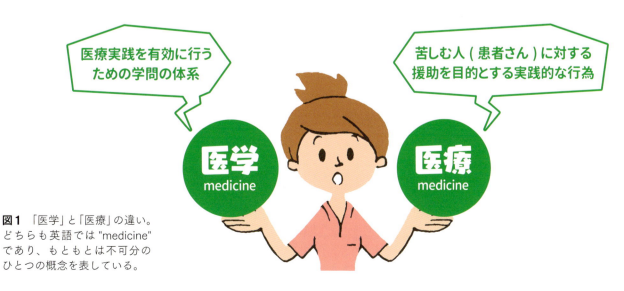

図1 「医学」と「医療」の違い。どちらも英語では"medicine"であり、もともとは不可分のひとつの概念を表している。

問分野となっています。医科ではすでに10年ほど前から九州大学、東京大学などで専門の研究や教育が始まっており、学会も設立されています。医療コミュニケーション学は、医療分野におけるコミュニケーションの機会として、「医療従事者・医療消費者（患者さんやその家族）間のコミュニケーション」「医療従事者間のコミュニケーション」「医療消費者間のコミュニケーション」を挙げ、医療への応用を目指しています。また、コミュニケーションが行われる場は face to face に限らず、書面や情報通信技術（ICT）の活用も含みます。

「医療コミュニケーション」はもちろん歯科にも必要

さて、この医療コミュニケーションの問題は、私たちが身を置く歯科界においても、非常な重要な案件になります。

厚生労働省の調査[1]によると、全国の歯科医師の数は10万4,533人と、40年前に比べて対人口比が2倍に増加しました。歯科診療所は全国に6万8,922施設もあり[2]、コンビニエンスストアの5万5,322店舗[3]と薬局5万8,326店舗[4]よりはるかに多い数です。この数字だけを見ると、十分な患者数を確保できない歯科医院が急増していると考えられます。こうした歯科医院の競争が苛烈になっている現在、患者さんに通い続けてもらうために、歯科医院もホスピタリティをもって患者さんを迎える能力と、患者さんに主体性をもってお口の健康にかかわってもらうためのコミュニケーション能力を備えなければなりません。

特に歯科医療で、今後需要の増加がもっとも期待される分野は予防歯科です[5, 6]。予防歯科では、ブラッシングやブラキシズムに対する認知行動療法など、患者さんによる健康獲得行動が重要となります。患者さんに対し、健康に好影響を与える行動変容を促すには、歯科医師も歯科衛生士を含むスタッフも、歯科医療のプロとして医療コミュニケーションの技法をマスターする必要があります。

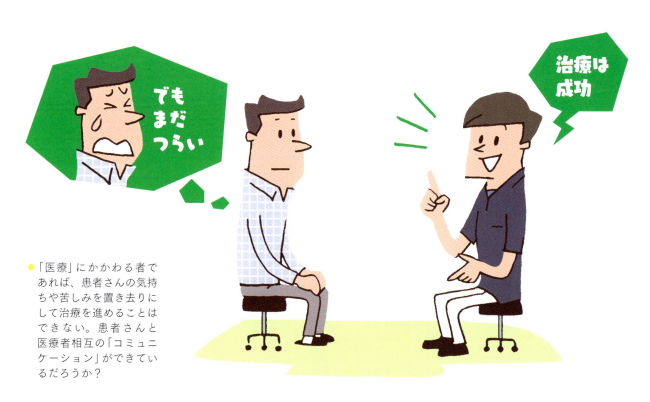

● 「医療」にかかわる者であれば、患者さんの気持ちや苦しみを置き去りにして治療を進めることはできない。患者さんと医療者相互の「コミュニケーション」ができているだろうか？

「医療コミュニケーション」は医療者のためのものでもある

やりがいをもって働き、円滑で効率的な院内コミュニケーションをとるために

　医療コミュニケーションで得られた情報を院内で共有し、患者さんへのフィードバックへと有効活用するためにも、院内のコミュニケーションが円滑に行われていることも必要です。こうした院内コミュニケーションも「医療コミュニケーション」に含まれます。

　また現在、歯科界は歯科衛生士不足に悩まされています。全国の就業歯科衛生士数は12万3,831人[7]で、前回の調査[8]より7,532人（6.5%）増加しています（図2）。就業人数は2004年[9]から累計4万4,000人以上増えているいっぽう、歯科衛生士の新規免許取得者は毎年6,500人超ですので[10]、毎年3,200人ほどが歯科医療の現場にいない「潜在歯科衛生士」になっていると推測されます。これにはさまざまな理由が考えられるものの、今後少子化によってさらに状況が悪くなることが予測されます。歯科界の問題として、歯科衛生士がやる気をもって働ける職場づくりや、ライフイベントに対応した職場づくりが肝要と考えられます。

　そのためにも院内人員どうしのコミュニケーション、そしてスタッフと患者さんとのコミュニ

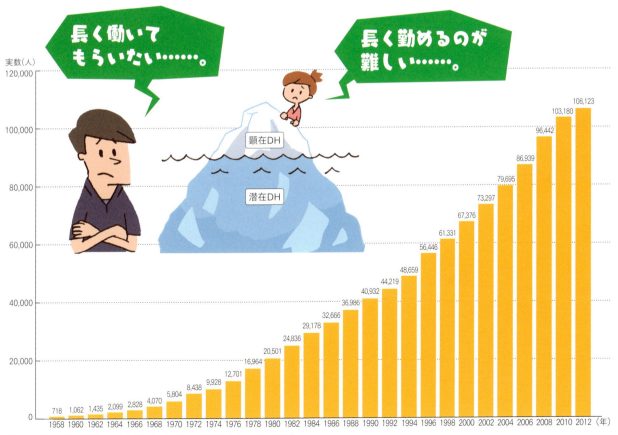

図2　就業歯科衛生士数の推移。（参考文献7より引用改変）

ケーションが重要となります。「医療コミュニケーション」は互いの認知の差を埋め、問題を共有し、ともに解決していくための手段ですから、患者さんの疾病や健康に関する悩みのみならず、院内の問題解決にも役に立つのです。

■■ 時代に要請される
コミュニケーション能力

現在、国による地域包括ケアシステム（重度な要介護状態となっても、住み慣れた地域で自分らしい暮らしを最後まで続けることができるよう住まい・医療・介護・予防・生活支援が一体的に

提供される地域のシステム。団塊の世代が75歳以上となる2025年をめどに構築が進められている）の推進にともない、診療所を離れて在宅や施設で歯科医療を行う状況でも、患者さんの家族や、他職種・多職種とのコミュニケーションが必要となってきています。こうした時代にある歯科医療だからこそ、「医療コミュニケーション」を学び、実践していくことが重要です。

本書では、医療コミュニケーションの基礎知識と実践についてお伝えしていきます。少しでも、診療所での臨床や職場環境の改善に役立ててもらえたらと思います。

---

1. 厚生労働省．平成28年（2016）医師・歯科医師・薬剤師調査の概況．http://www.mhlw.go.jp/toukei/saikin/hw/ishi/16/dl/kekka_2.pdf（2018年1月28日アクセス）．

2. 厚生労働省．医療施設動態調査（平成29年11月末概数）．http://www.mhlw.go.jp/toukei/saikin/hw/iryosd/m17/is1711.html（2018年2月14日アクセス）．

3. 日本フランチャイズチェーン協会．JFA コンビニエンスストア統計調査月報 2017年12月．http://www.jfa-fc.or.jp/folder/1/img/20180122114444.pdf（2018年2月14日アクセス）．

4. 厚生労働省．薬事関係．In：平成27年度衛生行政報告例の概況．http://www.mhlw.go.jp/toukei/saikin/hw/eisei_houkoku/15/dl/kekka5.pdf（2017年11月10日アクセス）．

5. 厚生労働省．2015年6月3日 歯科医師の資質向上等に関する検討会 歯科医師の需給問題に関するワーキンググループ（第2回）議事録．http://www.mhlw.go.jp/stf/shingi2/0000104622.html（2017年11月10日アクセス）．

6. 口腔保健協会．新たな歯科医療需要等の予測に関する総合的研究―平成17年度総合研究報告書．東京：口腔保健協会，2006．

7. 厚生労働省．就業歯科衛生士・歯科技工士及び歯科技工所．In：平成28年衛生行政報告例（就業医療関係者）．http://www.mhlw.go.jp/toukei/saikin/hw/eisei/16/dl/kekka2.pdf（2017年11月10日アクセス）．

8. 厚生労働省．就業歯科衛生士・歯科技工士及び歯科技工所．In：平成26年衛生行政報告例（就業医療関係者）．http://www.mhlw.go.jp/toukei/saikin/hw/eisei/14/dl/kekka2.pdf（2017年11月10日アクセス）．

9. 厚生労働省．就業歯科衛生士・歯科技工士及び歯科技工所．In：平成16年保健・衛生行政業務報告（衛生行政報告例）結果（就業医療関係者）の概況．http://www.mhlw.go.jp/toukei/saikin/hw/eisei/04/kekka2.html（2018年1月28日アクセス）．

10. 日本歯科衛生士会．第26回（平成29年）歯科衛生士国家試験合格者数．https://www.jdha.or.jp/dh/info_shiken.html（2018年2月14日アクセス）．

歯科における
医療コミュニケーションに
必要な基礎知識

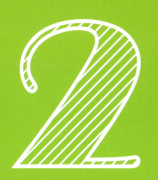

「医療コミュニケーション」を理解しよう

問診、医療面接、医療コミュニケーションの違いとは

∷ 患者さんとの「関係性」について考えてみる

　読者のみなさんは、「医療コミュニケーション」という言葉を聞いて、どんな印象を受けるでしょうか？　筆者は、20年ぐらい前に「医療面接」という言葉を初めて聞いたとき、「問診と同じなの？」と聞き返したことを思い出します。今では、世のなかに医療面接という言葉がずいぶんと定着しているように思いますが、たとえば「問診」「医療面接」の違いについて、きちんと答えられる人はどれぐらいいるでしょうか？

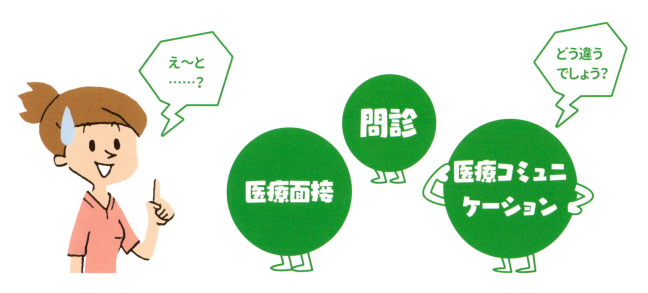

問診、医療面接、医療コミュニケーションの違いとは**図1**のようになります。いずれも治療と、医療者と患者さんの関係性を構築する重要なコミュニケーションですが、国家資格なしに行っては違法になる行為もありますので、留意しましょう。

　『はじめての医療面接──コミュニケーション技法とその学び方』（医学書院）などの著書があり、医療コミュニケーションの分野で著名な富山大学名誉教授の斎藤清二先生は、いろんな著書や講演において、医療者と患者さんとの関係性を「医療を包む空気のようなもの」と表現されています[1]。治療が問題なく行われているときにはあまり意識されないことですが、この関係性が不十分だと、治療で問題が解決しなかった場合や、患者さんが治療に積極的でなかったところに治療による痛みや不具合が生じてしまった場合、トラブルとなりやすくなってしまいます。こうした事態を未然に防ぐためにも、医院の人員が医療コミュニケーションそのものや医療コミュニケーション

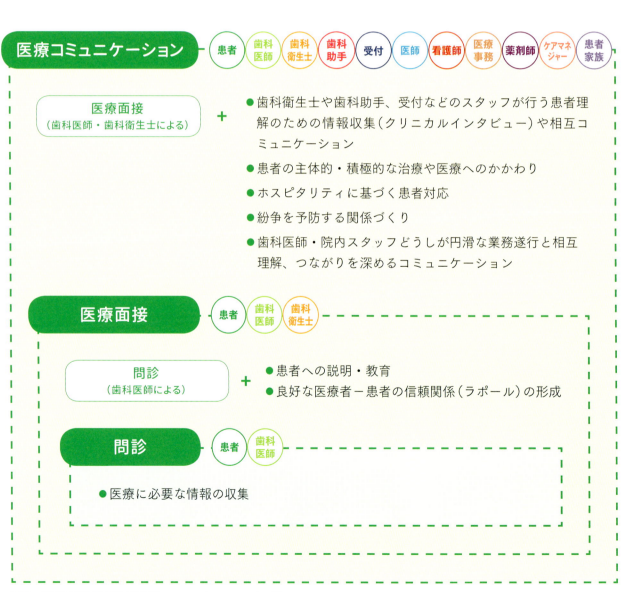

図1　「問診」「医療面接」「医療コミュニケーション」の違い。

における自らの役割を学び、かつ経過を記録に残していく習慣をつけることが重要となります。

医療面接の役割

日本は、OECD（経済協力開発機構）による医療費の統計（対GDP）で、毎年のように上位に入る医療大国であることから、多くの国民が医療を受けていることがわかります[2]。これだけ多くの国民が受診していても、医療側と患者さんの間のトラブルの多さが問題になってばかりいるわけではないところを見ると、医療における二者の関係は、多くの場合うまくいっていると想像されます。

しかし一見問題がないように見える関係でも、たとえ医療者が治療に熱意や時間を注ぎこんでいたとしても、信頼と協力関係を基礎としたものでなければ、患者さんが満足しているとは限りません。ひとたび医療者と患者さんとの間に不協和音が生じてしまうと、適切にコミュニケーションし直さなければ（あるいはし直したとしても）、問題の解決は大変難しいものとなるでしょう。

この患者さんとの信頼・協力関係を臨床においてつくるのが、医療面接なのです。問診は単に医療情報の収集を目的としますが、医療面接では問診に加えて「ラポールの形成（医療者と患者さんとその家族などの相談する側とがお互いを信頼し、自然な感情の交流が行えている状態、次項に詳解）」を目的とします（**図2**）。

治療に必要な情報の収集

患者さんへの治療や健康に関する説明・教育

良好な医療者－患者さんの信頼関係（ラポール）の形成

図2 医療面接の目的。

知ればなるほど！ 医療コミュニケーションの姿勢がわかる医療用語①

臨床 clinic

"clinic"は、「人が横たわる寝台やベッド」を意味するギリシャ語 "κλίνη" が語源です。医療においてはもちろん、そのベッド（病床）に横たわるのは患者さんです。患者さんの横たわるベッドの側に行き、じかに接して診察や治療を行うことを指します。

患者 patient

"patient"は、"patience（耐え忍ぶ者）"という言葉に由来します。つまり患者さんは苦しみに耐えている人であり、治療（therapy＝Θεραπειά〔ギリシャ語〕は付き添うことの意）を行う医療者は、その者に寄り添う人であるということになります。

また、慢性疾患であり生活習慣病でもあるう蝕や歯周病が疾患の大半を占める歯科においては、患者さんの健康獲得を目的とした行動変容を促すことも必要です。そのため「医療面接」では、"患者教育"も目的とされ、その技術を磨くことで治療の成功を得やすくなります。

医療面接のノウハウを身につけよう！

こうした医療者‐患者間の信頼関係や良好なコミュニケーションを医療現場につくり出す知識・技術・態度を身に着けることは、医療者や診療所スタッフにとって必須で、有益なものです。ぜひ、良好な医療コミュニケーションを成立させる医療面接のノウハウを学んでいきましょう。

医療コミュニケーションにおける「医療面接」の能力は、先輩の臨床から盗むようにして身につける必要はありません。今では卒前教育のカリキュラムに組み込まれており、学習やトレーニングによって身につけることができます。

次項からは、問診で患者さんから情報を得るために、そして得られた情報を活かすために、医療者と患者さんとの関係、医療コミュニケーション、医療面接の技法などを理解していきます。

医療面接の技法を学ぶ前に

コミュニケーションは、技法に沿いつつもフレキシブルに

これから本書を読んで、「コミュニケーションの達人になろう」と考えている（？）読者のみなさんにいきなり水を差すようで申し訳ありませんが、筆者は、医療面接ではマニュアルばかりにこだわらないでほしいと思っています。

たとえば完璧な接客マニュアルがあり、そこに載っている以外のことをまったくやらないというレストランがあったとしたら、詳細なマニュアルのおかげでどの従業員が接客をしていても不満足に感じることはめったにないでしょう。しかしながら、その接客によって「この店に来て本当に良かった」と感動したり、心が動いて以降の行動が変わったりすることもめったにありません。

患者さんに行動変容や治療への積極的な協力を促そうとする歯科医院で、それと同じことをやっては、コミュニケーションの意味が薄れてしまいます。

コミュニケーション上手＝話し上手ではない

また医療コミュニケーションで重要なことは、自分とは異なる相手を理解しようとすることであって、話し上手になることではありません。患者さんとの信頼関係や、健康へ向かうこと以外の会話が多くなっても仕方がありません。

患者さんと医療者はしょせん他人であり、同じ病を抱える戦友でもありません。経験も知識も価値観も違う、自分とは異なる相手と100％わかりあうことは不可能です。これをふまえたうえで、なおかつ会話（対話）を通して相手のことを少しでも多く理解しようと努力することが大切です。

非言語コミュニケーションも重要

カリフォルニア大学ロサンゼルス校（UCLA）心理学名誉教授のアルバート・メラビアン（Albert Mehrabian）による、一般に「メラビアンの法則」

と呼ばれる学説があります（**図3**）。この説は、言語コミュニケーションに加えて、言葉を介さない非言語コミュニケーションの重要性を示しています。

初診の場合、初めて出会ったどうしで医療面接をはじめ医療行為の準備を行っていくわけですから、信頼関係が絶対必要となります。そうした共同作業において不信感を抱かれないために、言語・非言語の双方から患者さんに与える印象が重要となります。院内のどの人員もしかるべき表情、ふるまいを身につけたうえで、言語コミュニケーションを行うことの重要性がわかるかと思います。適切な身だしなみ（髪型や服装）については、いうまでもありません。

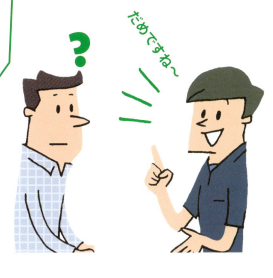

図3 メラビアンの法則。
「好意や反感などの感情を伝えるコミュニケーション」という特定の状況下において、「言語情報：メッセージの内容」と「聴覚情報：声のトーンや口調」と「視覚情報：ボディランゲージや見た目」が矛盾した場合、受け手が相手の感情を判断するのにもっとも重視したのは、言語情報が7％、聴覚情報が38％、視覚情報が55％であった。

知ればなるほど！ 医療コミュニケーションの姿勢がわかる医療用語②

主治医 attending、attending physician

"attend"は、自発的に何かするのではなく、何かの方向へ関心を向ける姿勢を示します。このことから、主治医自らが主体となって患者さんを治癒へと導くよりも、患者さんが苦しみから解放され癒されることに関心を待ち続ける者であることが連想できます。

ややもすれば医療者は、患者さんを健康に導くのは自分だと思って行動してしまいがちですが、患者さんに話しかけ、患者さんの訴えに耳を傾け、その苦しみを共有しようと表現し、そばに付き添い続ける姿勢が、医療や臨床の基本姿勢であることがわかります。

医療面接の概要

医療面接の流れを知ろう

　医療面接に、必ずこの通りにしなければならないという決まったマニュアルがあるわけではありませんが、初診時における医療面接の流れはおおよそ図4に示すとおりになります。医歯薬学の学生がOSCE（objective structured clinical examination：客観的臨床能力試験、実際の患者さんにかかわる臨床実習の前に行われる基本的な臨床能力試験）を受ける際も、基本的にはこの流れに類似した形式で行います。

　医療面接の目的は、前述のように「治療に必要な情報の収集」「患者さんへの治療や健康に関する説明・教育」「良好な医療者－患者間の信頼関係（ラポール）の形成」の3つです。一連の流れに沿ってインタビューを行う際、この目的を見失うと患者さんを健康に導く道のりが遠くなってしまいます。

　医療面接は、主に診療室において歯科医師や歯科衛生士が行いますが、医院スタッフが医療面接の技法を活用し、コミュニケーションをとることも可能です。メインテナンスでの患者さんと歯科衛生士との会話や、受付や待合室で患者さんと医院のスタッフらが技法を生かしたコミュニケーションをとることで、医院と患者さんとの信頼関係を築いたり、患者さんの本音や不満を抽出して治療の成功に役立てることができます。

知っておきたい！ 医療にかかわる考え方

利他主義 altruism

　他者（other）を意味するラテン語 "alter" に由来するこの言葉は、実証哲学の祖として有名なフランスの社会学者、哲学者オーギュスト・コント（Auguste Comte）が19世紀に提唱したもので、利己主義（エゴイズム）と対立する概念です。

　他人の幸せや利益に関心を払ったり、そのために起こす行動を指しますが、特に医療においては互恵的利他主義（即時ではないものの、後の見返りが期待されるため他者の利益になる行為に出る考え方）が重要であるとされています。専門性が高く、独占性の強い医療職は、より職業倫理の確立と尊重が求められます。

2 | 「医療コミュニケーション」を理解しよう

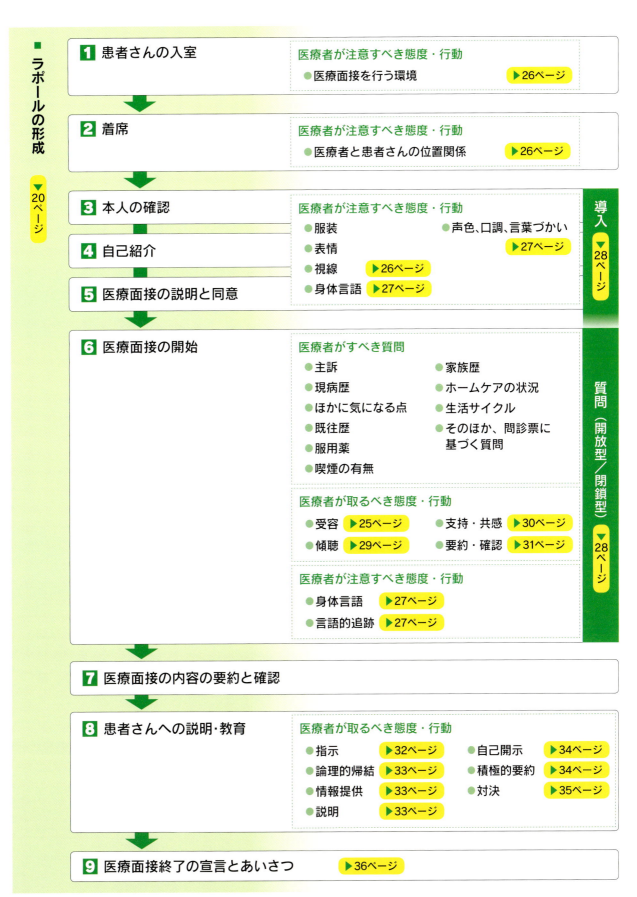

図4　歯科における医療面接の流れ(一例)。

良好な治療環境のために不可欠な「ラポール形成」

ラポールとは？

ラポールは心理学でよく使われる用語で、2人の人物間にある相互信頼関係をいいます。双方の心が通い合い、何でも前向きに打ち明けることができ、話が相手に十分に理解され、こちらも相手のことが理解できると感じる関係のことです。もとはフランス語（rapport）で、「感情的な親密さ」「信頼関係」「気の合う関係」などと訳されます。

医療におけるラポールでは、医療者も患者さんもそれぞれの価値観や感情、個性などをもつべつべつの人間と考え、平等な立場や対等な関係性をたがいに構築していくこととなります。しかしながら、医療者は専門家としての役割があり、患者さんは医療を提供される側ですから、医療者と患者さんは「対照的な関係」という側面があることも、関係の構築では考慮しておきましょう。

いずれにせよ良好な関係を構築することは、医療行為を能率的、効果的に遂行するために重要です。関係が良好であれば、コミュニケーションや治療においてプラシーボ（偽薬）効果のような期待以上の効果を挙げることがあります。逆に関係が良好でないときには、治療の成果にかかわらず医療トラブルにつながる可能性が高まります。

それでは、医療に欠かせないラポール形成に必要な要素について、説明していきましょう[3]。

心得ておきたい！「医療者は神様じゃない」

筆者の目には、患者さんの抱える口腔内の問題すべてを自分だけで受け入れて解決しようとし、疲弊してしまうまじめで完璧主義の歯科医療者が多いように見えます。しかし、たとえば一般歯科を標榜している診療所に、歯列不正や腫瘍など明らかに専門外の問題をもつ患者さんが来院した場合、必ずしもその場で治療を行う必要がないように、医療者は、目前にある患者さんの病状や態度、要望をすべて受け入れる必要はありません。

あまりに過大な責任を抱えると、自分を守るために責任を転嫁する無意識の精神の動き（防衛機制）が強くはたらき、患者さんを攻撃したり、突き放す態度をとってしまうこともあります。それは意図しないトラブルを招きますから、「患者さんを受容する」ことが「患者さんの抱える問題がどんなものであっても、すべてを自分が解決する」ことではないと心しましょう。

患者さんの話をよく聴き、問題点を整理して把握したうえで、しかるべき専門医に紹介状を書いたり、医科に相談したり、患者さんが自主的に医院探しができるようアドバイスしたりすることに留めても良いのです。重要なのは、患者さんに「拒否された」と感じさせないこと、「病は治してもらえなかったが話を聞いてもらえた、受け入れられた」と感じてもらうことです。

自分の限界や弱さを認識し、なんでもできる神様ではないことを忘れないようにしたいものです。

ラポール形成のために医療者側に必要な3要素[3]

❶ 受容　acceptance

> 患者さんの話の内容や人物を問わず、批判や非難、否定、評価の目をいっさい向けることなく、説得しようともせず、いつも無条件に患者さんの存在そのものをすべて受け入れ、ひとりの人間として思いやりながら理解しようとする態度をいいます。

気づかないところで患者さんを拒否してしまってはいないか？

「受容」は、現在もっとも用いられるカウンセリング手法である来談者中心療法を提唱した、臨床心理学者カール・ロジャーズ（Carl Rogers）の論において重要な位置を占める概念です。

筆者は歯科においても、患者さんと医療者との良好な関係を成立させるために、2方向の「受容」を成立させる必要があると考えています。ひとつは患者さん自身やその苦しみが医療者によって受け入れられること、もうひとつは医療者が患者さんに「治療・医療を施す者」として認められ、受け入れられることです。

前者の「医療者が患者さんを受け入れる」に関しては、「私は患者さんを拒否したことなどなく、いつも受け入れている」と思う読者もいると思います。しかし現実には、行った医院に拒否されたように感じて通院をやめたり、自分を受け入れてくれる歯科医院が見つからず困っている患者さんがいるというのもよく聞く話です。もしかしたら私たち医療者は、無意識に本意とは違ったところで患者

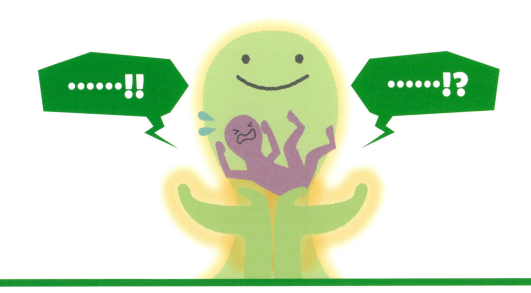

さんを受け入れられていないのかもしれません。

たとえば歯科医院では、経営の問題から保険医療で診療報酬を得られる治療が選択されがちですが、もしかしたら患者さんの問題とその解決方法が保険医療における療養担当規則*の対象とならず、歯科医師に診ようとされなかった、そのため問題が何かわからなかったという可能性もあります。そうすると、患者さんは「せっかく歯科医院に行ったのに診てもらえなかった、拒否された」と感じ、不満が生じてしまうことになります。

また、歯科のトラブルはいつ起きるかわからず、やむなく時間外や予約なしに来院する患者さんもいます。訴えやクレームの多い患者さんや、なかなか経過が良くならない患者さんなどもいます。しかしこうした患者さんに、医療者側の拒否感やいらだち、受け入れるのは難しいという態度を感じ取らせるといけません。いったん「私はこの医院（歯科医師、歯科衛生士）に受け入れられていない」「私はここでは迷惑がられている」と患者さんが感じれば、もう一方の患者さんによる医療者の「受容」も不可能となり、良好な相互信頼・協力関係の構築は難しくなるでしょう。

「受容されている」と患者さんに感じてもらうには？

医療者が患者さんに受け入れてもらえるか、あるいは「私はこの医院（あるいは医療者）に受け入れられている」と感じてもらえるかは、医療者の何気ない言葉やしぐさによるところもあります。たとえば患者さんの訴えに深くうなずくなどして興味を示し、熱心に耳を傾ける傾聴的な態度は、「あなたを認め、あなたのいうことを重要だと考えている」というメッセージになります。診察や検査、治療の説明をていねいに行うことも同様です。困りごとを抱えた患者さんが、「自分を重要と考えてくれるこの人たちに任せて良い」を感じることは、治療環境に不可欠です。

逆に医療者がよそよそしい、迷惑そうな態度や冷淡な対応をすると、患者さんは「私はこの人たちに受け入れられていない」と感じてしまいます。こうした印象が残ると、治療が失敗したときはもちろん、患者さんの期待どおりの治療成果が得られなかったときなどに、怒りへと転じやすくなります。医療トラブルにまで至ることもあるこうした怒りの種の扱いを、軽視してはなりません。

---

* 療養担当規則：正式名「保険医療機関及び保険医療養担当規則」。「療担」とも訳す。健康保険法等において、保険医療機関や保険医が保険診療を行ううえで遵守すべき基本的な規則を定めた厚生労働省令のこと。内容は大きく「保険医療機関の療養担当（療養の給付の担当範囲、担当方針等）」「保険医の診療方針等（診療の一般的・具体的方針、診療録の記載等）」に分かれる。

❷ 共感 empathy, compassion

> 患者さんの私的な世界、つまり主観的な考え方や感情、もつイメージなどを、あたかもその人であるかのように感じ取り、しかし、決して「あたかも」という特質を失わずにそうすることを指します。

患者さんの苦痛や感情は、それぞれ個別で主観的なものと理解して対応する

　共感は英語だと「共に（com-）」「苦しむ（passion）」で構成された言葉ですが、医療における共感は、相手がもつネガティブな感情に対して自分の感情をもつ「同情」や（不幸な話を聞きかわいそうと思うなど）、自分に直接関係のない事物に自分の感情を勝手に投射する「感情移入」とは異なります。医療者は、患者さんの苦しみに関するイメージを同じようにもちながらもそれに巻き込まれず、異なる冷静な立場でいて、かつ解決に向けて協働していくことが求められます。

　また歯科医院に来院される患者さんは口腔内外になんらかの症状を抱えています。それがカルテに書くと単なる「補綴装置の脱離」であっても、症状にともなう苦しみは患者さんや状況によって千差万別です。前歯が取れた患者さんが、「見た目が悪い（審美障害）」と訴える場合もあれば「言葉が喋りにくい（構音障害）」と訴える場合もあります。また臼歯が欠損した患者さんが「噛みにくい（咀嚼障害）」と訴える場合もあれば、「飲み込みにくい（嚥下障害）」と訴える場合もあります。

　こうしたそれぞれの患者さんによる千差万別の苦しみに耳を傾け、それを共有し共に解決しようとする心のはたらき（共感）を表明する必要があります。そして通院や治療で患者さんの苦しみが和らげば、患者さんと同じような喜びを感じ、それを患者さんに示すことになります。これが共感という態度です。さらに、医療者が共感することで、患者さんの苦しみが軽減され癒される部分も多いのです。

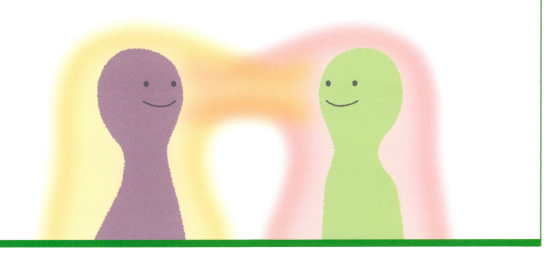

❸ 臨床能力 clinical competence

医療者に要求される、臨床における専門職としての能力のことです。
この能力は、「知識 knowledge」「技術 skills」「態度 attitude」の3つからなります。

生活者である患者さんとその周囲、さらに時代を見据えた臨床能力をもとう

　従来の歯学教育では、疾患中心の治療が行われがちで、学生は知識を徹底的に叩き込まれてきましたが、技術や態度に関する教育は不十分でした。しかし近年は、文部科学省の歯学教育モデル・コア・カリキュラム[4]導入によって、その問題が改善されつつあります。十分な知識を身につけていなければ国家試験に合格することはできませんが、知識だけで医療行為を行うことはできません。知識、技術、態度の3つの要素を不足なく身につけていることが、医療者に必要とされます。

　特に歯科においては、患者さんの大半が生活者です。ベッドで生活する入院患者さんとは違い、歯科に通院する多くの患者さんが仕事や学校、家庭で時を過ごし、周囲を取り巻くさまざまな人たちとかかわりをもって生活している一個人です。患者さんの抱える病やその治療過程・結果が、生活者である患者さんにどういった影響を及ぼし得るか、実際に及ぼしているのかという、心理社会的要素を理解する能力が必要とされます。

　さらに超高齢社会が進むにつれ、昔は通院不可能だった年齢や健康状態の患者さんが、投薬とバリアフリー環境に支えられ来院できるようになっています。人が口から食事をすることは「生きる尊厳」とされており、患者さんが「人間が生きることの意味」を享受するために歯科医療者の活躍が期待されます。

　う蝕や歯周病は慢性疾患であり、その治療やメインテナンスで歯科医院に長くかかわる患者さんも多くいます。しかしそうした患者さんが、脳梗塞などの疾患により要介護の状態に陥る場合があります。こうした場合や、がん患者さんへの継続的な援助を行う際、歯科医療従事者には人間の尊厳をケアできる臨床能力が必要不可欠となります。

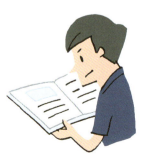
knowledge

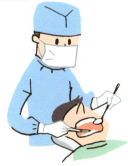
skills

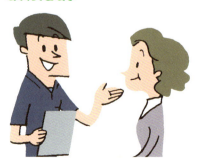
attitude

医療面接の技法を身につけよう

:: 受容・共感的態度は絶対的な基礎

　医療面接における技法は、一般的なカウンセリングにおける技法と似た階層構造となっています（**図5**）[3]。

　医療面接における重要性は第1層から順に大きくなりますが、いかに高度な傾聴テクニック（第2層）が使えても、ベースに2者間の良好な関係（第1層）がなければ、患者さんはうまく本当の問題について話してくれません。そうすると、第2層で行う医療情報の抽出が不十分となる可能性が高くなります。また、どんなに患者さんの動機づけや説明のスキルをもっていても、十分で適切な医療情報に基づいていなければ、有効な医療が行えるとはいえません。

:: ラポールの強化にも心を配ろう

　第1層「基本的かかわり行動」や第2層「基本的傾聴の連鎖」で、ラポールの基礎が形成されます。それを強化するには、臨床能力（知識・技術・態度）が力を発揮する第3層「積極技法」が必要です。

　医療面接では、医療情報や治療に対する患者さんの希望などの情報を十分に収集することで、的確な診断やより患者さんに適した治療計画の立案が可能になります。治療にともなう苦痛や結果の限界についても、患者さんに伝えることができます。また医療面接全般を通して医療者 - 患者間のラポールを強化することで、治療結果にかかわらず患者さんが満足しやすくなります。

技法の統合

第3層の技法群
積極技法
（指示・説明・自己開示など）

患者さんに医療者から情報を提供したり、教育したりする積極的なはたらきかけを行う ▶32ページ

第2層の技法群
基本的傾聴の連鎖
（導入・質問・傾聴・共感表現・要約など）

有効で良質な医療情報を抽出する ▶28ページ

第1層の技法群
基本的かかわり行動
（受容的・共感的な基本的態度）

良好な医療者と患者さんとの関係をつくり出す ▶26ページ

図5　医療面接技法の階層構造。（参考文献3より引用改変）
第1〜3層のすべての技法が修得されることにより、第4層にある「技法の統合」が可能となる。

第1層の技法群：基本的かかわり行動

医療者 – 患者間で良好な関係を確立し、質の高い医療面接を行うために基本となる態度や行動のことです。患者さんに「受容されている」「話を聴いてくれている」と実感させたうえで、コミュニケーションを図っていきます。

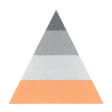

❶ 環境

患者さんがリラックスできるようなつくりの待合室や診察室などの環境、プライバシーに配慮した空間づくりが重要です。

- **プライバシーが守られている**
  - 話す声の大きさ
  - 外の音があまり入ってこない
  - 外部の視線にさらされない
  - カルテや診査資料が関係のない人物に見られない位置にある
- **雑然とせず整理整頓されている**
- **冷たくなく、落ち着ける内装やインテリアである**

❷ 位置（医療者と患者さんとの空間的な位置関係）

面と向かって座るよりも、直角の机の角を挟んで両サイドに座ると良いとされます。歯科医師が話を聞きながら電子カルテをパソコンで打ちこもうとして、患者さんに背を向けてしまうような位置関係は好ましくありません。

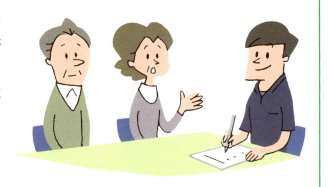

❸ 視線

アイコンタクトで、患者さんの話に反応しているという表現をしましょう。また凝視すると相手に威圧感や緊張感を与えてしまうため、適度に目線を外す必要があります。うなずくときは目線を外し、確認をとるときは目線を合わせるようにするなど、話の内容などに合わせて対応しましょう。なおこれには、医療者と患者さんの位置関係も大きく影響します。

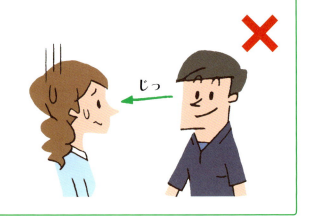

❹ 声色、口調、言葉づかい

　知識をひけらかすような専門用語や難しい言葉を使わず、患者さんも理解できる分かりやすい言葉で会話します。

　また初対面でなれなれしい言葉を使うと、反感をもたれることもあります。むやみに尊敬語や謙譲語を使う必要はありませんが、威圧的だとみられがちな医療者が、ていねいな言葉づかいをすることで、「私とあなたとは対等です」という意思表示ができます。また声は大きくなりすぎない、威圧感を与えない、早口にならないように注意しましょう。

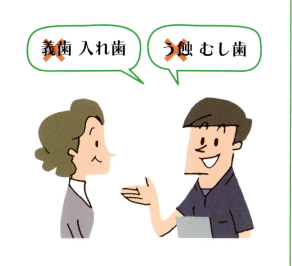

❺ 身体言語

　身振り手振りやしぐさ、特有の癖などで表される非言語的メッセージを指します。

　たとえばあくびをしたりよそ見をするしぐさは、自分に興味がないと受け取られます。患者さんは、困ったときに頭を掻いたりイライラして貧乏ゆすりをする、話題を考えるときに座り直すなどの行動からもメッセージを感じ取ってしまい、その後の会話の雰囲気に大きく影響します。

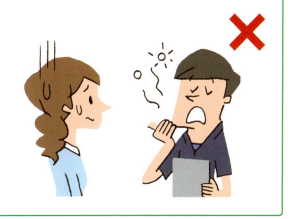

❻ 言語的追跡

　患者さんの話す話題に従って話す技法です。うなずくしぐさや患者さんが話した最後の言葉を繰り返すことなどによって、その先を促します。双方の会話にテンポが生まれ、患者さんは自分が一方的に話しているのではなく、医療者が話を理解していると感じ、安心して話を続けられます。

　たとえば「歯がしみます」という患者さんには、「そうですか。どんなときにしみるかもう少し詳しく教えていただけますか」などと対応します。

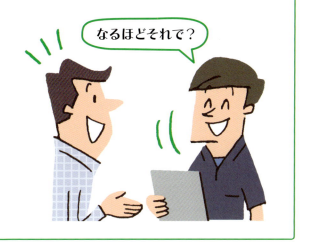

第2層の技法群：基本的傾聴の連鎖

第1層の「基本的かかわり行動」を土台にして、話を深めて行く手法の総称です。これらを連鎖的に使うことで会話を活発化させたり、患者さんの話の焦点を明確化する効果を発揮します。

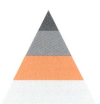

❶ 導入

医療面接で最初に行うべきことは、医療者と患者さんの双方が不安や緊張を取り除き、リラックスした雰囲気をつくり出すことです。そのために下記の手順を守ります。

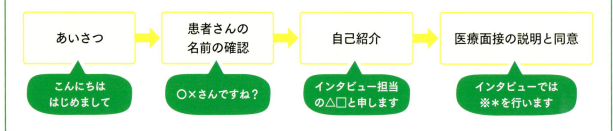

あいさつ → 患者さんの名前の確認 → 自己紹介 → 医療面接の説明と同意

- こんにちは はじめまして
- ○×さんですね？
- インタビュー担当の△□と申します
- インタビューでは※＊を行います

❷ 質問

治療に必要な情報、つまり患者さんが抱える病の「物語」▶31、37ページ を聞き出す技法です。必要項目に沿って淡々と聞くのではなく、医療者が知り得ない、患者さんの感じかたや背景を先入観なしに教えてもらうという姿勢が重要です。この姿勢は、患者さんが自身について語るモチベーションを促すものです。質問技法は、「開放型の質問」「閉鎖型の質問」に大きく分けられます。

開放型の質問　open questions

「はい」「いいえ」で答える質問ではなく、相手に自由に表現して話してもらうためのもの。

〔問いかけ例〕
- 今日はどうしましたか？
- どのようなことで来られましたか？
- 入れ歯の具合はいかがですか？
- その後、いかがですか？
- もう少し詳しく話してくれませんか？
- もう少し具体的に言うとどうなりますか？
- ほかには何かありませんか？

閉鎖型の質問　closed questions

「はい」「いいえ」、またはごく短い限定された言葉で答えを求める質問。短時間で明確な情報を得られますが、患者さんの発言を制限してしまいます。

〔問いかけ例〕
- その後、お変わりはありませんか？
- 痛みはありますか？
- 咬むと痛みますか？
- それは何日前からですか？

❸ 傾聴

医療面接の基本は、何を差し置いても患者さんの話を「聴く」ことです。本稿では「聞く」と「聴く」を意図的に違った意味で表記しています。「聞」は、いろいろな音が外から耳に入っている状態です。いっぽう「聴」は明確な目的があり、一生懸命その目的の音や言葉を聴いている状態です。

医療面接における「傾聴」とは「聴く」であり、医療という目的のなかで患者さんの言葉に一生懸命、確実に聴こえるよう、耳を傾けることを指します。これには、医療者が患者さんの話を黙って聴くだけではなく、患者さんが自由に話をし、自分の苦しみや背景を表現できるよう促すことも含まれます。ここでは、医療者側から言語的・非言語的なメッセージを患者さんに送りつつ聴くことが重要です。

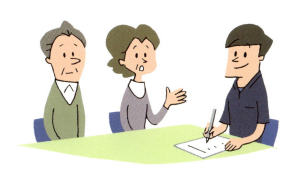

さまざまな傾聴の技法

沈黙

患者さんの言葉を、医療者の言葉で遮らずに黙って聴いている状態です。身体言語 ▶27ページ などで、患者さんに関心をもちながら聴いている態度を示す必要があります。

うなずき／相づち

うなずきながら、「はい……、はい」「なるほど」「はあ」「それで？」「そうですか」と言うなど、言語・非言語の両面から相手の話に反応していることを示します。そうして話の続きを促すことで、患者さんが話しやすくなります。

繰り返し

患者さんの話に出てくるもののうち、重要な内容（多くは最後の方に出てくる）を確認するように繰り返します。多すぎると気に障ってしまうため、会話の10〜20％程度までに抑えましょう。

言い換え／明確化

患者さんの話を、別の言葉に置き換えてわかりやすく表現し直したり、より意味を明確にした形に表現し直して返し、確認を行います。

〔会話例〕
- 患者：しゃべっていたら、入れ歯が外れそうになっちゃって不安なんですよ。
- 歯科医師：入れ歯が外れそうで不安なんですね？

〔会話例〕
- 患者：痛いってわけじゃないんだけど、なんか噛むのに力が入らないっていうか……。
- 歯科医師：浮いたような感じですね？
- 患者：そうです。

❹ 支持・共感

「支持」は、患者さんの考えや行動を認めて承認することで、苦しむ患者さんを楽にさせてあげようとする態度です。

「共感」は、患者さんの苦しみを医療者が理解し共有することで少しでも軽減させ、癒そうとする態度を指します。共感によって患者さんは、「苦しみをわかってくれている人がいる」と感じることができます。

さまざまな支持・共感の技法

傾聴の技法による共感表現　▶29ページ

うなずき／相づち、繰り返し、言い換え／明確化などを用いて共感を表現できます。

協力関係

疾患に対して協力して対抗しようと表現することです。これにより患者の満足度や診療におけるコンプライアンスが向上します。

〔問いかけ例〕
歯科医師　解決策について一緒に考えていきたいと思います。

正当化

患者さんの感情や感想に理解を示し、妥当だと認めることです。

〔問いかけ例〕
歯科医師　これでは誰だって困りますね。

尊重

患者さんと患者さんが行ってきた対応に敬意を表することです。言葉にすることで良好な医療者 − 患者関係が構築されやすくなります。

〔問いかけ例〕
歯科医師　こんな状況でよくがんばってきましたね。

反映

患者さんの言語や非言語的な表現から伝わってくる感情を、医療者が患者さんに言語にして伝えることです。患者さんの感情に対応することで、医療者が感情をくみ取るほど親身であり、共感していることが伝わります。

〔問いかけ例〕
歯科医師　入れ歯のことをとても心配されてるようですね。
歯科医師　おつらそうですね。

個人的支援

患者さんの支えになりたいという思いや意思を伝えることです。

〔問いかけ例〕
歯科医師　できる限りの治療をしたいと思います。

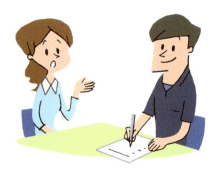

❺ 要約・確認

医療者の理解が正しいか、患者さんの思いとのギャップがないかを確認する方法です。医療面接で重要なことは、患者さんの疾病に関する「物語」（下記参照）を聴くことです。

情報（確認された事実や患者さんの感情）はバラバラに集めるだけでなく、時系列の整理や関連性があるようにつなげて再構築することが必要です。その作業のなかで、足りない情報を把握したり、患者さんの「物語」と医療者の理解度を医療者と患者さんの双方で共有することができます。

要約のタイミング

患者さんによる疾患や苦しみに関する話の大まかな区切りに来たら、簡単に要約を行い、医療者の理解と患者さんの間にギャップがないかを確認します。

また患者さんの話が堂々めぐりになったり、冗長になったりしたときにこのような要約を挟むと、話の良い区切りになり、会話を前に進めることができます。

〔会話例〕

患者　入れ歯の調子がいまいちで。
歯科医師　どんな風にでしょう？
患者　食べているときにどうも落ち着かないというか。
歯科医師　食事中なんですね。
患者　外れるわけではないけど、噛みかたによってずれるような。
歯科医師　気になりますよね。
患者　食事が進まなくて、だんだん体が弱っていく気がします。
歯科医師　わかりました。お話をまとめさせていただくと、噛むと入れ歯が動いてしまって食事がしづらい。食欲がなくて、だんだん体が弱っていくようで心配、ということですね？
患者　そうです。

患者さんの物語を聴く

治療の成功・失敗にかかわらず、必ずしも患者さんの満足につながるわけではないことから、エビデンスに基づく医療（EBM）に加えて物語と対話に基づく医療（NBM：narrative based medicine）も重視されています。物語（ナラティブ）とは、患者さん本人が語る、自分が病気になった原因や経緯、症状の感じ方、病気への思い、治療への期待などといった叙述のことをいいます。

この患者さんの語り口から、医療者は、身体的状態や心理的状態、社会的状態などの問題を総合的に把握し、治療方法を考えていきます。

▶37ページ

第3層の技法群：積極技法

医療面接の目的のひとつ、「患者さんへの治療や健康に関する説明・教育」をこの積極技法にて行うことができます。臨床能力（知識・技術・態度）がもっとも力を発揮するところであり、ラポールの強化を行うこともできます。

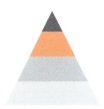

❶ 指示

指示には、以下の種類があります。

- **頻度が高く簡単なもの**
  「お口を開けてください」　など

- **治療として意味のあるもの**
  「治療後1時間はお食事をしないでください」「激しい運動やお風呂で温めること、飲酒も控えてください」　など

- **知識や技術を伝えるもの**
  「歯間ブラシは○○のように持ち、△△のように使ってください」　など

指示を出すときは適切な視線の位置、声の調子、姿勢で行います。たとえば下図のように、威圧的だと見られやすい医療側から、見下したような視線、下からにらみあげるようなしぐさを行うことは、患者さんの反発心を惹起しますので避けます。

また言語表現は具体的にわかりやすく行いましょう。たとえば、「粘着性のあるものは食べないでくださいね」だけではなく、「ガムやキャラメルなど、噛んで歯にくっつくような食べ物は食べないようにしてくださいね」などと具体的に表現すると、特に相手が子どもの場合などに伝わりやすくなります。

また、指示はできる限り実現可能なものに絞り、わかりやすく伝えましょう。あまりに指示をし過ぎると、患者さんの依存的傾向が強化されて医療者との関係性が父権主義的になり、行動選択の自由が失われることがあります。こうした関係性よりも、医療者と患者さんが意見を出し合って治療計画を決定していくこと（協働的意思決定）で、患者さんが自主的に健康獲得行動を取るよう導く方が、実行の確実性や患者さんの満足度が高くなるでしょう。

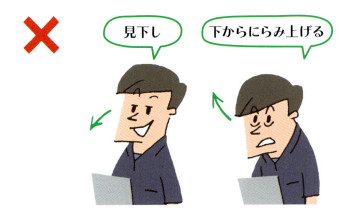

❷ 論理的帰結

　治療法AかBか患者さんが選択に迷っているとき、それぞれの治療法に関してできる限り具体的な情報を提示し、選択した結果がそれぞれどうなるかという予測について説明を行います。そしてその予測を患者さんに比較してもらい、どちらをより望むか選んでもらいます。

　この方法は、インフォームドコンセントでも多く用いられます。最終的な治療の選択は患者さんが行いますが、患者さんとともに医療者が一緒に考えるという姿勢を示すことが重要です。

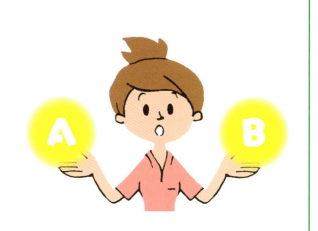

❸ 情報提供

　患者さんに不足している、あるいは患者さんが知り得ない情報を伝え、問題解決を促し支援する方法です。エビデンスも含み、幅広い専門知識が必要となりますが、最終的な判断を医療者から一方的に行うのではなく、患者さんに任せるスタンスのために必要なコミュニケーションとなります。

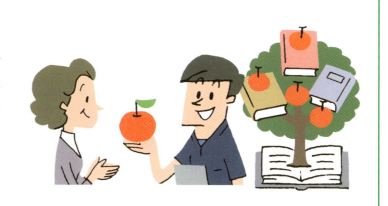

❹ 説明

　患者さんにとってわかりにくい、あるいは理解できていないことがらについて噛み砕き、やさしくわかりやすい表現で話し、理解してもらいます。一方的に行ってしまわないよう注意しながら、患者さんが理解したか確認しながら進めます。

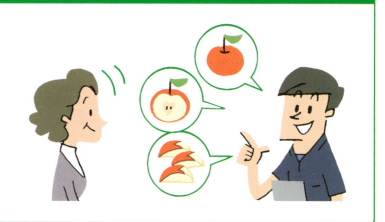

❺ 自己開示

医療者が病態や治療に関する率直な感想や体験談を述べることです。これにより医療者の考えや感情、価値観、状況、共感的理解が患者さんに伝わります。正直に意見を表明することで、患者さんが医療者に心を開いたり親しみを覚え、信頼関係を築きやすくなります。このとき、「アイメッセージ」（下記参照）の技法を使うと、より患者さんに伝わりやすくなります。

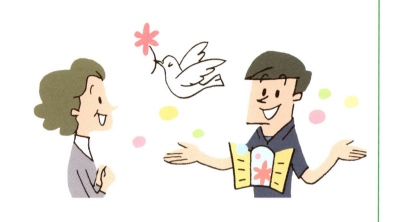

❻ 積極的要約

医療者が今まで述べられてきた自分や患者さんの発言内容を整理し、要点をまとめて述べることです。これにより、患者さんは自分の問題をいったん見つめ直し、感情を整理できるようになります。この手法は、第2層の要約技法 ▶31ページ と対をなすものですが、医療者が伝えたいことを強調するため、患者さんに強い印象を与えます。

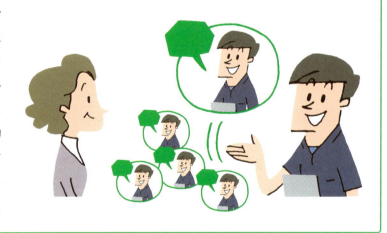

何かを伝えるときは「アイメッセージ」で

たとえば、散らかった部屋を片づけない子どもに「（あなたが）部屋を片づけなさい」と言うと、相手を非難したり指摘したりする言い方である「ユー（You）メッセージ」となります。このメッセージを受け取った側は、たとえそれが褒め言葉でも身構えてしまいます。これを「部屋を片づけてくれると（私は）うれしいな」という「アイ（I）メッセージ」にして伝えると、相手がその言葉に対して友好的になりやすくなります。

❼ 対決

「歯周病を治してほしい」と言いつつ、医療者からの「歯間ブラシを使ってください」との指示を無視し続けるなど矛盾した発言や態度を取ったり、治療に前向きになれず行動変容に至らない患者さんに対し、用いられるのがこの技法です。

患者さんとの信頼関係を重んじるあまり、あるいは患者さんとのトラブルを避けたいがために、こうしたやや攻撃的な対応は避けられがちですが、プロの医療者であれば、治療上必要で言わなければならないことは毅然と言うべきです。意外にも、患者さんが「先生と本音で話せた」と感じ、双方の距離が縮まることもあります。ただし、患者さんを否定する言い方は避け、その場の雰囲気や生活者としての患者さんを尊重したうえで、しかるべきタイミングを見計らって行いましょう。

このタイミングを見計るには、患者さんが病気やその治療法に対し、どの程度関心をもっているかが重要です。無関心の患者さんには、おそらく何を言ってもあまり意味がありません。あまりしつこく言うと、来院が途絶えてしまう可能性もあります。そうなると、患者さんにとっても不利益となってしまうため、注意を要します。

〔会話例〕

歯科医師 今日の PCR は 45％ でした。

患者 あら、磨いてるのに。

歯科医師 歯間ブラシは使っていますか？

患者 どうも面倒で、つい忘れるんですよね。

歯科医師 PCR がこのままだと、どうなると思います？

患者 歯周病が進むんですよね。

歯科医師 そうなるとひどい炎症が起こり、歯を支える骨が減っていく可能性が高まります。すると、食事中痛みを感じたり、口臭がひどくなったりするのですよ。

患者 嫌だなあ。

歯科医師 ○○さんは、歯周病が進んで噛めなくなってしまったり、口臭がするのが嫌なんですよね？でも、症状の悪化を防ぐために歯間ブラシを使用するのも面倒で嫌なのですね？ この２つは矛盾しているように感じるのですが、そこをどのように解決したら良いでしょうか。

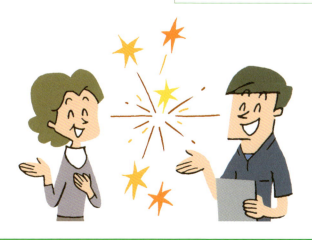

医療面接の終結

医療面接の終結には、さまざまな方法があると思いますが、おおよそ図6に示すような段階をふめば良いでしょう。

特に疾患が重度だったり、治療が高侵襲性であったり高額治療となる場合は、患者さんやご家族はその経過や結果に不安を抱くものです。そうしたときに、「私が責任をもって対応していきます」という治療と協力関係の保証（❺「協力関係を強化するメッセージ」）を示すと、信頼関係の継続に効果的です。

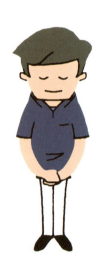

❶ 最終要約
❷ 確認
❸ 言い忘れがないかの確認（患者さんからの追加の質問など）
❹ この後行われる、診察、検査、投薬、再診などの説明
❺ 協力関係を強化するメッセージ
❻ 終結宣言

図6 医療面接を終える手順。

---

1. 斎藤清二．医師と患者のコミュニケーション．日本医師会総合政策研究機構，http://www.jmari.med.or.jp/download/kanja.pdf（2018年6月20日アクセス）．
2. Organisation for Economic Co-operation and Development (OECD). OECD Health Statistics 2017. http://www.oecd.org/health/health-data.htm（2018年5月14日アクセス）
3. 斎藤清二．はじめての医療面接―コミュニケーション技法とその学び方．東京：医学書院，2000．
4. 文部科学省．歯学教育モデル・コア・カリキュラム 平成28年度改訂版（案）．http://www.mext.go.jp/b_menu/shingi/chousa/koutou/033-2/siryou/__icsFiles/afieldfile/2016/12/15/1380355_004.pdf（2018年2月20日アクセス）．
5. Cole SA, Bird J（著），飯島克巳，佐々木将人（監訳）．医療面接―三つの役割軸モデルによるアプローチ．東京：メディカル・サイエンス・インターナショナル，1994．
6. Platt FW, Gordon GH（著），津田 司（監訳）．困ったときに役立つ医療面接法ガイド―困難な医師 - 患者関係に対処するコツ．東京：メディカル・サイエンス・インターナショナル，2001．
7. ロバート・C. スミス（著），山本和利（訳）．エビデンスに基づいた患者中心の医療面接．東京：診断と治療社，2003．
8. 飯島克巳．外来でのコミュニケーション技法―診療に生かしたい問診・面接のコツ．東京：日本医事新報社，1995．
9. マイクル・バリント（著），池見酉次郎，杉田峰康，松山 茂，小野亨雄（訳）．プライマリ・ケアにおける心身医学―バリント・グループの実際．東京：診断と治療社，1967．
10. モイラ・スチュワート（著），山本和利（訳）．患者中心の医療．東京：診断と治療社，2002．
11. アレン・E・アイビイ（著），福原真知子，椙山喜代子，國分久子，楡木満生（訳編）．マイクロカウンセリング "学ぶ - 使う - 教える" 技法の統合：その理論と実際．東京：川島書店，1985．
12. 河合隼雄．心理療法序説．東京：岩波書店，1992．
13. 神田橋條治．精神療法面接のコツ．東京：岩崎学術出版社，1990．

歯科における
医療コミュニケーションに
必要な基礎知識

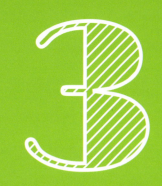

「医療コミュニケーション」の臨床応用パターン

患者さんの「物語」こそが手を添えるべき問題の本質

■ パターンを理解したら自分の臨床に置き換えてみよう

　本項では、前述した医療面接技法の臨床応用について、例を用いて説明します。

　すでに多くのかたがたが、患者さんとのコミュニケーションは重要であることを知っておられることでしょう。自身が学んだ臨床技術や知識を患者さんに対して実践するために良好な関係をつくったり、患者さんから病歴聴取（アナムネ：アナムネーゼ）したり、病状や治療計画について説明して患者さんから同意を得たり（インフォームドコンセント）する手段として、医療面接の技術を応用されているでしょう。

　筆者はぜひみなさんに、医療者と患者さん双方向のコミュニケーションから知ることのできる、患者さんが抱える問題の「物語」を医療の主軸とし、それを解決する方略として医学的な知識や技術を応用するという発想をもってもらいたいと思

います。そして医療の原点は、患者さん（病気を患い苦しんでいる者）に寄り添うものだということを、常に軸にしてもらいたいと考えています。

　医療コミュニケーションと医療の実践に、医療面接の技法は欠かせないものです。本項のさまざまな会話のパターンを読んで、どこに技法が隠されているのか理解したら、自分の臨床に置き換えてシミュレーションしてみるのもいいでしょう。

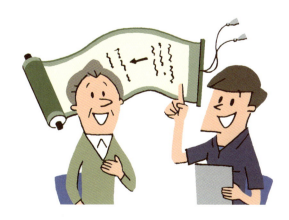

開放型と閉鎖型の質問、どっちが良い？

それぞれ一長一短がある

　前述のように、質問には開放型と閉鎖型があります ▶28ページ 。答えが「はい」「いいえ」に限られる閉鎖型の質問が多くなると、返答するのは楽ですが、質問された者が自分の意見を言う必要のある開放型の質問に比べ、医療者の得られる情報量が相当少なくなってしまいます。また下記の会話1では医療者が質問でミスリードしてしまっており、患者さんの要望をほぼ聞き取れていません。

会話1 閉鎖型の質問が多いケース

歯科医師 今日はどうなさいましたか？

患者 3日前に、左上の一番奥の歯の詰めものが取れてしまって……。

歯科医師 取れたのですか？　それはお困りですね。取れた詰めものはお持ちですか？

患者 いいえ。それが失くしてしまって……。すみません。

> 共感
> （▶30ページ）

歯科医師 いいんですよ。今、痛みはありますか？

患者 いいえ。

歯科医師 冷たいものや温かいものがしみますか？

患者 いいえ。

歯科医師 噛みしめて痛みますか？

患者 いいえ。

歯科医師 食べ物が挟まって、困りませんか？

患者 はい。

歯科医師 詰めものは銀色の金属でしたか？

患者 はい。

> 閉鎖型の質問ばかりで、患者さん発信でなく、医療者が求める情報しか伝えられなくなっている

歯科医師 噛みしめて痛みますか？

患者 いいえ。

歯科医師 いつごろ詰めたのか覚えていますか？

患者 覚えていません。

歯科医師 わかりました。詰めものが取れてしまっていても、むし歯はそれほど悪そうではありませんね。それでは、お体全体の状態を確認させていただいた後に口のなかを診せていただき、さっそく、詰めものがとれている歯の治療をしましょう。

開放型の質問では、閉鎖型の質問に比べてより多くの情報を引き出すことができます。

しかし開放型の質問だけをすればいいというわけでもありません。開放型の質問をされると、答えを自分の言葉で考えて説明する必要があります。しかし患者さんは専門家ではないため、自分の状態を正確に表現できなかったり、負担に感じて医療者とのコミュニケーションに消極的になってしまったりします。

そういう意味では、回答が簡単な閉鎖型の質問は、患者さんの負担が少ないというメリットがあります。たとえば急性症状をともなった患者さん

会話2 開放型と閉鎖型の質問がほどよく混ざっているケース

歯科医師 今日はどうなさいましたか？

患者 3日前に、左上の一番奥の歯の詰めものが取れてしまって……。

歯科医師 取れたのですか？ それはお困りですね。取れた詰めものは、どうしました？

患者 それが失くしてしまって……。すみません。

歯科医師 いいえ、いいんですよ。小さい詰めものだと、失くすことが多いですよね。

> 患者さんの申し訳なさや気おくれはすぐにカバー

患者 ええ。どこに置いちゃったんだか……。

歯科医師 しょうがないですよ。それで、どうしました？

> 受容
> (▶25ページ)

患者 はい。その歯は痛くないのですが、食べたものが挟まるので気になってしまい、反対側の右側で噛んでいたんです。

歯科医師 食べ物が挟まると、食事がおいしくできませんものね。それで？

> 共感
> (▶30ページ)

患者 そうしたら、昨夜から右下の一番奥歯が痛み出しまして……。

歯科医師 痛み出しましたか。その右下の奥歯の痛みは、どんな感じですか？

> 会話のはじめは、開放型の質問で患者さんの言いたいことを吐き出させる

患者 痛みはそれほど強くなく鈍いものですが、歯がわずかに揺れているようですし、少しだけ歯ぐきが腫れているように感じます。

歯科医師 腫れているのですか？ その右下の奥歯の痛みは、どんなときに強く痛みますか？

患者 ものを噛もうとすると痛みます。

歯科医師 それは、食事のときにお困りでしょうね。

> 共感
> (▶30ページ)

患者 そうなんです。

歯科医師 歯ぐきが腫れたことに、何か思い当たる要因はありますか？

患者 実は、以前にも同じように鈍痛が起こったことがありました。

（次ページに続く）

などには有効でしょう。つまりどちらの方法も、使い方によって効率的な質問にもそうでない質問にもなりえるのです。

基本的には会話2のように、医療面接の最初は開放型の質問で患者さんの話を膨らませ、十分に情報を引き出してから閉鎖型の質問でより焦点を絞り情報を得るようにすると、効率的でしょう。特に、生活習慣病や慢性疾患をもつ患者さんに開放型の質問を用いると、患者さんが真に医療者に求めることや、行動変容の鍵となる情報を引き出しやすくなります。

会話2 開放型と閉鎖型の質問がほどよく混ざっているケース〔つづき〕

歯科医師 そうでしたか……。そのときは、どのように対応されましたか？

患者 歯ブラシを一生懸命やったら治ったので、そのままにしていました。

歯科医師 今回は、どうですか？

患者 また歯ブラシを一生懸命やったら、わずかですが腫れと痛みが和らいだように思います。でも今回はちゃんと治さなきゃと思いまして……。

歯科医師 そうですね。病気をつきとめて、しっかりと治しましょう。腫れている方の歯は過去に治療を受けたりしていますか？

患者 治療を受けたことはありません。

歯科医師 冷たいものや温かいものでしみますか？

患者 いいえ。

歯科医師 昨夜、痛みや腫れてから、何か薬を飲みましたか？

患者 いいえ。

歯科医師 わかりました。ところで、詰めものが取れてしまった方の歯は、冷たいものや温かいものがしみますか？

患者 いいえ。

歯科医師 噛みしめたとき、痛みますか？

患者 いいえ。

歯科医師 わかりました。詰めものが取れてしまっていても、むし歯はそれほど悪そうではありませんね。それでは、お体全体の状態を確認させていただいた後に口のなかを診せていただき、詰めものが取れている部分は仮に穴を塞ぎ、歯ぐきの腫れている歯も治療しましょう。

> 開放型の質問で患者さんから大きく情報を集めた後、より焦点を絞った情報を得たいときは閉鎖型の質問に変更する

3 | 「医療コミュニケーション」の臨床応用パターン

傾聴型の会話ができているか、みてみよう

▪▪ 独りよがりな会話になっていないか

　ときに、患者さんに信用されようとして、自身の知識や技術を誇示してしまう医療者が見受けられます（歯科医師では臨床経験を積み、診療所を背負って立つ時期の方に多いように思います）。開放型の質問をしていても、患者さんの話で診断のキーワードとなるような用語を耳にしたとたん、患者さんの話を遮り、自身の想定や知識に合う話ばかりのインタビューを進める人もいます。しかし、患者さんに積極的に協力してもらう医療の実践では、話の主導権を患者さんに譲り、医療者はその話をフォローする姿勢をもつことが大切になります。

　そこで必要なのが傾聴の姿勢です ▶29ページ 。自分が傾聴できているかはわかりにくいものですが、下記の例を見て、どこが傾聴できているかできていないか、客観的に考えてみましょう。

会話3 傾聴できているかみてみよう（1）

歯科医師　〇〇さん、先日入れた入れ歯の調子はいかがですか？

患者　先生、ちょっとなじめなくて、あまり使っていないんです。

歯科医師　そんなこと言っていてはだめですよ。がんばって使ってください。入れ歯に慣れることができませんよ。

患者　……。

　これは、患者さんの話を聞く気がない例です。患者さんは「なじめない」と言っているのに、歯科医師は患者さんを全否定しています。患者さんは、話す意欲がなくなり、会話は進みません。

会話4 傾聴できているかみてみよう（2）

歯科医師　〇〇さん。先日入れた入れ歯の調子はいかがですか？

患者　先生、ちょっとなじめなくて、あまり使っていないんです。

歯科医師　確かに入れ歯はなじめない人が多いですよね[★1]。まあ使っているうちに慣れますよ。無理なら、私費の入れ歯を作る方法もありますが。

患者　そうですか……。

　この例では、患者さんの回答に対し医療者は支持・共感の技法である「正当化」 ▶30ページ をして会話を進めています（★1）。しかし直後に「私費の入れ歯を作る方法もある」と一方的に医療者の意見を展開しているため、患者さんは話をすることができず、問題解決に至りません。

41

| 会話5 | 傾聴できているかみてみよう（3） |

歯科医師 ○○さん。先日入れた入れ歯の調子はいかがですか？

患 者 先生、ちょっとなじめなくて、あまり使っていないんです。

歯科医師 なじめないんですね。どんな感じでなじめないのでしょうか？

患 者 慣れていないせいか、うまく食べられないんですよね。

歯科医師 食べられないんですね？ [1]

患 者 そうなんです。なんだか、頬を噛みそうになっちゃって……。

歯科医師 確かに頬を噛むようでは食べられないですね。[2]

患 者 そうなんですよ。それに、飲み込みにくいようにも感じます。

歯科医師 それでは、使いにくいですね。[2]

患 者 そう。でもまあ、実際には入れ歯がなくても食べれちゃうから、使ってないっていうこともあるんですよね。

歯科医師 そうですか。確かに、○○さんの入れ歯は、奥歯の2本だけを補っているだけだから、使わなくても食べられるものに変わりはないかもしれませんね。[2]

患 者 そうなんですよ。5年以上、この場所に歯がないまま過ごしてきたけど、困っていなかったから。入れ歯を入れても食べやすくなるどころか、むしろ食べにくくて。[3]

歯科医師 おっしゃるとおりだと思います。5年間、歯がない状態が続いたので、○○さんの口のなかの舌や頬の粘膜が少し肥大してしまって、入れ歯の入るスペースがなくなっているのだと思います。それだと、入れ歯を異物だと感じやすくなるんです。

患 者 そういえば入れ歯を作ったときに、先生はそうおっしゃっていましたね。

歯科医師 そうです。慣れるまでは時間がかかるかもしれません。

患 者 そうか。それで先生は前回、「慣れるまで食事以外のときに2～3時間でも入れ歯を口に入れてみて」と言ってたのですね。[4]

歯科医師 そうです。そうすることで、舌や頬の粘膜が入れ歯を受け入れやすくなるのです。

患 者 わかりました。いきなり食事に使わなくても良いというのは、そういう意味だったのですね。やってみます。

この例では、医療者は繰り返し（ ▶29ページ [1]）や支持・共感の技法（ ▶30ページ [2]）を使って患者さんの言葉を引き出すとともに、話の主導権を患者さんに譲り、自身は傾聴する姿勢を示しています。それにより、患者さんが「入れ歯を使わなかった本当の理由」（[3]）を話してくれました。

またこうしたコミュニケーション方法により、患者さんが自分で問題の解決法に気づくことができています（[4]）。

患者さんを安心させる会話ができているか、みてみよう

治療に不安を感じるのは自然なこと

治療を選択する場面で、患者さんが不安や不信感をもつのはよくあることです。疼痛や機能喪失、不快感などの喫緊の問題を解決する目的であっても、患者さんに選択を迫ると不安に感じることもあるでしょう。また、予防や審美目的で一般歯科に来院する患者さんも少なくありません。特に問題を感じていない今の口腔内に、加療によって逆に支障が出るかもしれない、この投資は満足につながるのか、などと考えるのも自然なことです。

この患者さんの不安に対して、医療者はそれを軽減させるはたらきかけ（保証〔reassurance〕）を行う必要があります。

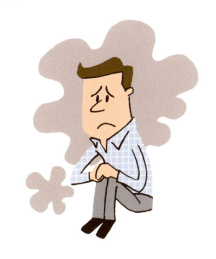

どんな話が患者さんの不安をあおるのか、あるいは患者さんの不安をしずめ、治療を任せてもらえるのか、以下の会話例をみてみましょう。

会話6　患者さんを安心させることができているでしょうか？（1）

患者　セラミックの歯は割れたりしないのでしょうか？

歯科医師　破折ですか？　このセラミックは厚生労働省が認可しているものなのです。心配ないですよ。

患者　そうですか……。では絶対に割れないんですね？

歯科医師　世のなかに絶対ということはありませんよ。

患者　それじゃあ、やはり割れたりするのですね。

歯科医師　もちろん、どんな被せものでも割れることはあります。しかし、そんなに頻度が高くはありません。心配ないですよ。

患者　そうですか……。

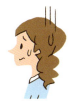

歯科医師は最初「割れる心配はない」と言っていたのに、患者さんに何度も確認されているうちに、結局「割れることはある」と言ってしまい、患者さんに不信感を抱かせてしまいました。

「厚生労働省の認可」など、権威をもち出せば患者さんに安心感が与えられるというものではありません。患者さんの不安は、歯科医師による説明が不十分であることに原因しています。

会話7　患者さんを安心させることができているでしょうか？（2）

患者　セラミックの歯は割れたりしないのでしょうか？

歯科医師　破折ですか？　歯の色に近い被せものは、どんな材料でも割れることはありますよ。

患者　このセラミックの場合は、どうなんですか？

歯科医師　やはりほかのセラミックと同じように割れることがあります。

患者　ええー、やっぱり割れるんだ。そうなると、どうするのですか？

歯科医師　割れた場合には、もう一度やり替えますよ。

患者　抜歯になったりしませんか？

歯科医師　歯の根っこが割れていなければ、大丈夫です。

患者　えっ、歯の根っこが割れることがあるのですか？

歯科医師　はい。セラミックはエナメル質よりも硬いですから。
それに、〇〇さんのこの歯は神経がなくなっているのでちょっと……。

患者　えーっ。根っこが割れちゃうんですか。抜歯したら、後はどうなるのですか？

歯科医師　ブリッジかインプラントですけれど……。
あくまでも根っこが割れたらということですから、
そんなに心配しなくて大丈夫ですよ。

患者　……。

　会話7では、歯科医師は正直かつ一生懸命に説明しているのですが、歯科医師から得た情報が、逆に患者さんを不安にさせてしまっています。

　会話6、7に共通する問題点は、歯科医師が患者さんの話を十分に聞かないうちに、いきなり「このセラミックは厚生労働省が認可している」「セラミックはエナメル質よりも硬い」と専門知識をもち出し、筋違いのところで患者さんを納得させようとしている点です。

　「物はいつか壊れる」のであれば、どんな最先端の補綴装置を用いても破折や脱落の起こる可能性はゼロでなく、完全に避けることはできません。しかも抜髄ずみの患者さんでは、歯根破折が起きれば抜歯の可能性が高くなります。そうした患者さんに破折の話ばかりしては、安心して治療を任せることが難しくなります。

　では、どうすれば良いのでしょうか？　次ページの会話をお手本にしてみましょう。

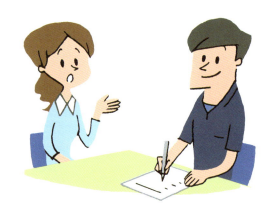

3 | 「医療コミュニケーション」の臨床応用パターン

会話8 患者さんを安心させることができているでしょうか？（3）

患者 セラミックの歯は割れたりしないのでしょうか？

歯科医師 破折ですか？　金属と比べてセラミックなどの歯の色に近い被せものは、どんな材料でも割れることはありますから、心配ですよね。

> 繰り返し・明確化（▶29ページ）。歯科医師の知識を押しつけるのではなく、患者さんの考えや気持ちを受け止める

患者 そうです。セラミックって割れることがあるって聞いたので、心配なんです。

歯科医師 確かに、破折がまったくないという材料はないので、心配はもっともだと思います。セラミックのことについて、どんなことをお聞きになりましたか？

> 正当化（▶30ページ）

> 開放型の質問（▶28ページ）で患者さんの考えを引き出す

患者 私の友達で、同じようにセラミックを入れたのですが、2年半で割れてしまったそうなのです。それも歯の根っこが割れていて抜歯になったって聞いたんです。

歯科医師 お友達にそんなことがあったのですか。そんなことを聞いたら誰だって心配になりますよね。

> 不信感の理由に対し正当化（▶30ページ）の反応を示したことで、患者さんが治療をためらう本当の理由を聞き出すことに成功

患者 ええ。金属の被せものは嫌なのですが、セラミックで抜歯になったと聞くと怖くなってしまいます。

歯科医師 被せものの審美性は気になるけれど、セラミックで抜歯になったという心配の気持ちと両方あって、悩んでいるのですね。

> 明確化（▶29ページ）

患者 そうです。

歯科医師 わかりました。まずはセラミックについて、説明しますね。

患者 お願いします。

歯科医師 今回○○さんの歯には、ジルコニアというセラミックのなかでは金属に近い物性をもつ材料を使おうと考えています。もちろん、ジルコニアが破折しない可能性はゼロではありませんが、従来のセラミックに比べると確率はとても低いものです。万一割れるようなことがあっても、修理ややり直しができます。

> 情報提供・説明（▶33ページ）

患者 なるほど。

歯科医師 次に、神経のない歯はその根っこが破折しやすいという話ですが、本当です。セラミックなどはエナメル質や金属に比べてすり減りにくいために、長期間使用しているとほかの歯よりも強く噛み合うようになり、根っこが割れてしまうほどのストレスがかかることがあります。

> 情報提供・説明（▶33ページ）

（次ページに続く）

会話8　患者さんを安心させることができているでしょうか？（3）〔つづき〕

患者　うーん。

歯科医師　でも、定期健診のときに、歯の揺れや、歯を支える歯周靭帯や骨の状態をエックス線写真で確認したり、口の模型の分析をすることで、歯にかかるストレスをチェックすることができます。それに応じた対応もできます。

> 患者さんに分かりやすい言葉づかい（▶27ページ）で、ていねいに説明する

患者　そうなんですか。チェックすることで、対応できるのですね。

歯科医師　今の説明で分からない点や、ほかに心配なことはありませんか？

> 患者さんの理解を確認（▶31ページ）するための質問

患者　いえ、よくわかりました。

歯科医師　そうですか。ご不明な点があったらいつでも聞いてください。何でも説明しますよ。

患者　ありがとうございます。

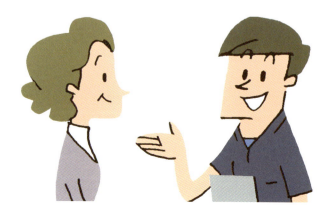

治療の失敗の告知はどうするか

誠実ていねいな説明以外に道なし

歯科は、その治療範囲が口腔という狭い空間であり、さらにそのなかに歯、歯肉、舌、口唇、歯槽骨、歯根膜、唾液腺などがあり、その周囲には口腔周囲筋、顎関節などのさまざまな器官が相互に関与しあっています。う蝕や歯周病、顎関節症といった疾患の完治や制御、咀嚼嚥下や構音などの機能の回復は、決して簡単ではありません。また診療形態としては個人経営の診療所が多く、大きい医療施設より治療環境や費やされる時間が必ずしも潤沢とはいえず、制限された状況で医療が提供されることが少なくないのが現状です。

こうした条件下において、治療が計画通りに進行せず、ややもすれば失敗が起こり得ます。

残念ながら治療がうまくいかなかった場合、私たちはどのようにすればよいでしょうか。もちろん通常よりも、医療面接における患者さんへの気遣いはかなり敏感なものになります。しかし、そこに特別な方法はありません。医療者と患者さん双方にとって好ましくない状況であればあるほ

ど、基本どおり誠実に、そしてていねいに接することが大切です。

そもそもの認識のすり合わせも必要

また、歯科は患者さんの多くが入院ではなく通院で受診しているため、各患者さんの生活背景や全身の健康が治療にかかわってきます。そのため、治療前に患者さんと治療のゴール（到達したい目標、治療期間など）を十分にすり合わせておかないと、患者さんの満足が医療者の意図と一致せず、トラブルへ発展することも考えられます。

これにはそれぞれの患者さんの個性や病態、治療失敗の状況、予測される予後などがかかわるため、行うべき対応が千差万別となります。どのような状況にも適用できるマニュアルはありませんから、医療面接の基本構造を正しく理解し、応用していきましょう。

では次ページからの会話例を見て、失敗の告知にどんな要素が必要かを見ていきましょう。

失敗の告知例の背景 ＊本例では⎡7保存にメリットがないとの前提で話を進めていきます

患者情報：40歳代後半の女性

主　訴：⎡6の咬合痛と同部の頬側歯肉の腫脹

所　見：エックス線写真で⎡6破折を確認、欠損歯なし

治療計画：⎡5 7は根管治療ずみで全部被覆冠が装着されており、⎡6を抜歯してブリッジにする計画を説明し、同意を得た

失敗の経緯：⎡6抜歯と歯周基本治療後に⎡7の全部被覆冠を外したところ（外さないと状態がわからないことはあらかじめ説明ずみ）、う蝕により歯根歯質まで軟化していた。う蝕部分を除去したところ歯肉縁下まで健全な歯質はなく、さらに歯根に亀裂が入っていることに気づき、いったん仮蓋をして他施設でCT検査を受けることとなった。CT検査では、破折所見が確認された。

会話9	失敗告知の悪例

歯科医師 さて7番目の歯ですが、結論から言うと抜くしかありません。CT画像で歯の根っこが破折していることが確認できました。

> 患者さんの心構えができる導入を行わず、いきなり悪い結果の告知をしている

患者 そうですか……。CT撮影した施設でも同じような説明でした。

歯科医師 根っこに亀裂が入っている歯にブリッジを無理に入れても、負担が大きくてすぐに割れてしまい、痛くて噛めなくなってしまいます。ですので、抜くほかありません。その後は入れ歯かインプラントですが、インプラントの方がいいでしょう。

> むやみに不安をあおる表現

> 一方的な情報の伝達と治療方針の決定

患者 接着剤を使って治せないですか？　心棒を樹脂でくっつけるとか、抜歯してくっつけてからもう一度植えるとか……。

歯科医師 インターネットでも見たんですか？　亀裂が根っこの先端まで達してますから無理ですよ。再植だって一か八かです。抜歯の基準からいうと、抜歯せずに残すことは難しい状況です。

> 質問を傾聴・受容せず軽視・否定

> 専門用語を多用

患者 ……そうですか。インプラント治療はいくらくらいですか？

歯科医師 およそ80万円ぐらいです。

患者 えーっ、すごく高額なんですね。最初の治療計画では、保険適応のブリッジ治療で1万円ぐらいの予定だったのに……。

> 患者さんの不安を無視して自らを正当化

歯科医師 うちはすごく安い方ですよ。残念ながら、最初の治療計画どおりにはいかなくなりました。歯に金属の冠が被さっているとエックス線を遮断してしまうので、内部の状態が判断できなかったのです。冠を外してみたところ、予想以上に歯の状態が悪かったので、しょうがないんですよ。どうしますか？

> 雰囲気が悪化後に治療方法変更の説明を行った

> 患者さんの不安を無視して決定を迫っている

患者 確かに、冠を外してみないとわからないとおっしゃっていましたが……今日、治療方法を決定しなければなりませんか？

歯科医師 やっぱり80万円は、高いですか？

> 問題認識のズレが見られる

患者 いえ、ちょっと考える時間がほしいんです。

　この例は、術前の診断に誤りがあるとは言い切れないものの、患者さんと医療面接で設定したはずの治療のゴールに到達できなくなったため、結果的に患者さんの期待を裏切ったことを説明するという重大な状況です。

　悪い結果を伝えるにあたり、患者さんの心構えができる導入を行わない、不安をあおる表現を使うなど、環境や雰囲気の設定が不十分なうえに、患者さんの言葉を引き出し受容や共感するというやりとりがおろそかなまま、医療者側から一方的に情報を伝え決定しようとしているため、ラポール形成に失敗しています。

　では、どのように会話すれば、患者さんの納得いく失敗の告知となるのでしょうか。

3 | 「医療コミュニケーション」の臨床応用パターン

会話10 失敗告知の好例

歯科医師 こんにちは。前回治療した歯は、その後いかがですか？

→ あいさつ（▶28ページ）家族などの同席者に初めて会う場合には、名前の確認や自己紹介を行う

患者 おかげさまで、痛みなどはなかったです。

歯科医師 そうですか、それは良かった。

患者 ありがとうございます。

歯科医師 今日は病状についてご説明したいと思います。わからないことがあれば、途中で遮っていただいて良いので、質問してくださいね。

→ 医療面接の目的を説明（▶28ページ）

患者 お願いします。

歯科医師 前回の治療の最後に、あまり良い状況ではないと申し上げ、精密に検査するためにCTを撮影していただきました。悪い状況は、そのCT検査の結果からも確認できました。

→ あまり良くない状況について、インフォームドコンセントすることを確認（▶28ページ）

患者 はい。CT撮影した施設でも、先生が説明してくださったようなことを聞きました。

歯科医師 そうですか。それでは、病状について率直にご説明したいと思います。○○さんは、最初、左下の歯で噛むと痛くて、歯ぐきが腫れたということで当院にいらっしゃいましたね。

→ 自己開示 積極的要約（▶34ページ）

患者 はい。それはもう、食事ができないくらい痛くて。腫れちゃっているし……。

歯科医師 そうでしたよね。痛くて大変でしたよね。当院へ来られて、いくつかの検査をさせていただき、左下の6番目の歯が割れていることを確認して抜歯しました。

→ 支持・共感（▶30ページ）

→ 写真などを示しながら説明する

（次ページに続く）

導入

導入

　診断が誤っていたことにともなう治療計画の変更などの失敗告知を、患者さんとのトラブルに発展させない医療面接の雰囲気づくりのためには、導入部分が非常に重要です。患者さんとの人間関係が慣れてしまうとないがしろにしがちな導入ですが、省略せずに行うことで、重大な場面でもリラックスした雰囲気で医療面接を行うことができます。内容が重大なほど、特に導入をていねいに行う必要があります。

　また、患者さんのストレスをできるだけ減じられるよう、面接のどの時点においても質問をしたり、気持ちを表現したりしてよいとあらかじめ伝えておくことで、傾聴し、患者さんを受容する姿勢を表現します。

| 会話10 | 失敗告知の好例〔つづき〕 |

患者 おかげさまで、痛みや腫れがなくなりました。ありがとうございます。

歯科医師 その後、抜歯した前後の歯を使いブリッジで噛めるようにする計画でした。左下一番奥の歯の冠を外したのですが、冠の心棒になる金属が外れかけていたせいで隙間からむし歯菌が入り、周りの歯質が溶けてしまっていました。さらに、冠の土台となっていた歯の根っこに亀裂の可能性がある着色が見られたので、今回CTを撮影していただいたわけです。その結果から結論を率直に申し上げますと、やはり歯の根っこには亀裂が入っており、そのためブリッジの支台としてはもちろん、歯自体を残すことが難しい状況です。

> 積極的要約
> (▶34ページ)

> 情報提供・説明
> (▶33ページ)

患者 それは、抜歯をするということですか？

歯科医師 はい。残念ながらそうせざるを得ないと思われます。

> 共感
> (▶30ページ)

患者 接着剤でくっつけたりして治すことは無理ですか？

歯科医師 亀裂のある部分まで歯質を削って、接着性のある樹脂で補うという手段もありますが、○○さんの場合、残念ながら亀裂が歯根の先端付近まで達しており、その方法は適しません。さらに悪いことに、健全な歯質が歯肉のすぐ下までしか残っていないので、たとえ亀裂がなかったとしても、歯を残すことは難しい状況です。

> 傾聴
> (▶29ページ)
> 情報提供・説明
> (▶33ページ)

患者 ……はぁ……、そうですか。CTを撮影した施設の先生からの説明で同じような話を聞きましたから、抜歯なのかとは思っていましたが……。

歯科医師 やはり、同じ説明があったのですね。

> 繰り返し・
> 明確化
> (▶29ページ)

患者 そうです。となると、歯を抜いた後はどうなるのですか？

病状の説明と治療予定変更の告知

病状の説明と治療予定変更の告知

説明 ▶33ページ は、患者さんが知らないことや理解できていないことがらを理解してもらうものです。専門用語はできるだけ避け、相手が理解できているかを確認しながら話を進めていきます。医療者から患者さんへの一方的な情報の伝達とならないよう、いつでも質問を受け入れたり相づちに応えるなど、双方向的なコミュニケーションを取りましょう。

またこれまでの経過を要約して伝え、患者さんと病状を確認したり、支持・共感の技法を用いてラポールの形成を強化したりします。

3 | 「医療コミュニケーション」の臨床応用パターン

歯科医師 抜いた歯の後ろに支台となる歯がないので、ブリッジにはできません。歯を補うとしたら、入れ歯か、保険は利きませんがインプラントでの治療になります。

> 論理的帰結
> (▶33ページ)

患者 入れ歯かインプラントなんですね。ちなみに、その保険が利かないインプラントはいくらくらいかかるのですか？

歯科医師 おおよそ80万円ぐらいです。

> 情報提供・説明
> (▶33ページ)

患者 えーっ、すごく高額なんですね。最初の治療計画では、保険適応のブリッジ治療で1万円ぐらいの予定だったのに……。

歯科医師 ○○さんが驚かれるのも当然だと思います。残念ながら、最初の治療計画どおりにはいかなくなりました。歯に金属の冠が被さっているとエックス線を遮断してしまうので、内部の状態が判断できませんでした。冠を外してみたところ、予想以上に歯の状態が悪かったのです。申し訳ありません。

> 支持・共感
> (▶30ページ)

> 情報提供・説明
> (▶33ページ)

患者 いえ、先生は初めから冠を外してみないとわからないとおっしゃっていたから、それは大丈夫です。

歯科医師 でも80万円といきなり聞いたら、驚きますよね。

> 支持・共感
> (▶30ページ)

患者 80万円は確かに高額ですけれど……。それが歯のために一番良い治療なんでしょうか？

歯科医師 ○○さんは、金額よりお口の健康を最優先させたいのですね。

> 明確化
> (▶29ページ)

患者 健康長寿のためには、歯が大切だっていいますものね。私の母は歯が悪くなって、あまり硬いものが食べられなくなったら、骨が弱くなって骨折しちゃって……。それから寝たきりになったものですから。やはり、歯のために必要なら投資もしなきゃいけないのかなと思っています。

（次ページに続く）

＊治療方針に対するインフォームドコンセント

治療方針に関するインフォームドコンセント

インフォームドコンセントは、おもに論理的帰結 ▶33ページ の技法を用います。論理的帰結ではできる限り具体的で理解しやすい情報を提示し、患者さんの自己決定をサポートすることが必要です。

また、患者さんに決定権を丸投げしてしまうのではなく、「私ならば……」と医療者が自己開示して（アイメッセージ）、「一緒に考えます、支援します」という態度で患者さんにメッセージを送ることが、ラポールをさらに強化します。

会話10 失敗告知の好例〔つづき〕

歯科医師 80万円かかるのは、インプラント治療にした場合です。インプラントが最適な場合もありますが、今回の○○さんの場合、必ずしもインプラントにする必要はないと考えています。

情報提供・説明（▶33ページ）

患者 そうなのですか。

歯科医師 治療方法に関して「何もしない」という選択もあります。現状では左下の歯を1本抜き、そのすぐ奥の歯の冠を外して歯がない状態になっていますが、ご自身はお困りですか？

情報提供（▶33ページ）

閉鎖型の質問（▶28ページ）

患者 歯がなくなったので、多少物足りない感じはしますが……。

歯科医師 多少不便な状況があるかもしれませんが、食べたり発音したりするのにすごく困っていますか？

閉鎖型の質問（▶28ページ）

患者 食べられないものは特にないですし、会話も問題ありません。

歯科医師 そうなんです。一般的には、奥歯が2本なくなっても、生活に支障はないと考えられています。

情報提供・説明（▶33ページ）

患者 では、そのままでも良いってことですか？

歯科医師 短期的にはそうなりますが、長期的にはあまり好ましいこととはいえません。残った歯に負担を強いることになり、歯を喪失するリスクが高まります。また、歯の喪失によって咬み合っていた歯が伸び出てきたり、隣の歯が傾いてきてしまったり、咬み合わせが悪くなる可能性が高くなります。それがむし歯や歯槽膿漏の新たなリスクになりますし、失われる歯が増えてしまい、咀嚼や嚥下、発音などの機能に障害が出て、入れ歯やインプラントが必要となったときに適切に噛めず、さらに口の機能を崩壊させる要因にもなります。

情報提供・説明（▶33ページ）

患者 いやだなあ、先生、どうしたら良いのでしょう？

歯科医師 今回の場合、咀嚼や嚥下、発音といった機能の問題はないし、一番奥の歯ですから見た目の問題はなく、失われた歯は2本だけなので、私ならば、まずは小さく設計した入れ歯を試してみることをお勧めします。

自己開示（▶34ページ）

治療方針に対するインフォームドコンセント

患者 入れ歯は慣れるまで大変って聞いたんですけど……。

歯科医師 ○○さんは、入れ歯の不快感が心配なのですね。入れ歯の不快感を訴える人は少なくないです。これは、入れ歯という異物が口のなかに入るからで、目の悪い人がコンタクトレンズを初めて使うときに異物感を感じるのと同じです。最初から長時間装着できないことが普通です。

> 明確化
> (▶29ページ)

> 情報提供・説明
> (▶33ページ)

患者 そうですね。私もコンタクトを使っているのでわかります。

歯科医師 食事で、頬粘膜と舌を使って食べものを歯の上に運び、噛む動作をするときや飲み込むときは、口のなかを陰圧という外部より圧力が低い状態にするのですが、その際に必要となる隙間なく口唇を封鎖する動作を義歯が邪魔し、異物感を強く感じることがあります。でも、これらは繰り返すうちに粘膜の厚みや筋肉の使い方を体が覚えて、慣れてうまく対応できるようになりますよ。

> 情報提供・説明
> (▶33ページ)

患者 大丈夫かなあ、私も慣れることができるでしょうか。

歯科医師 正直申し上げて、使ってみなければわかりません。でも入れ歯は取り外しができるので、耐えられないと感じたら自分で入れ歯を外すことができるという長所がありますよ。

> 自己開示
> (▶34ページ)

患者 それならば、大丈夫そうですね。

歯科医師 入れ歯にも、自費で剛性が高く安定しているものや、ゴムみたいなものなどもあります。また、入れ歯が受け入れられるか確認した後、インプラントにすることも可能です。

患者 そうなんですか。金額なども後で教えてくださいますか。

歯科医師 わかりました。さまざまな入れ歯の特性や金額をまとめたパンフレットをおわたしします。入れ歯は調整が大切なのですが、責任をもって努力いたします。

> 協力関係の
> 保証と強化
> (▶36ページ)

患者 安心しました。よろしくお願いします。

治療方針に対するインフォームドコンセント

関係性の強化と終結

関係性の強化と終結

　この例のような重大な内容について話し合う医療面接では、患者さんが当然抱く不安に対する援助的な対応として、「責任をもって、投げ出すことなく最後まで努力します」というメッセージを伝えます。

まとめ：基本をはずさない医療コミュニケーションを

基本1　患者さんが表現しやすい雰囲気づくりをしよう

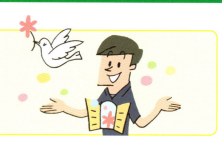

「基本的かかわり行動」における、医療側の言語・非言語コミュニケーションのすべてが、患者さんとのラポール形成に影響すると心得よう

どの患者さんに対しても、どのような場面においても、医療面接の基本的な構成は変わりません。伝達すべき、あるいは聞き出すべき言語情報、そしてその情報を患者さんに伝えたり、患者さんから得るための雰囲気を、コミュニケーションのなかに生み出すことが重要です。このために必要な態度が「基本的かかわり行動」 ▶26ページ です。

この基本的かかわり行動の目的は、患者さんがリラックスすることで自由に表現できる環境をつくり出すことにあります。そのためには、ラポールを基礎とした言語コミュニケーション、医療面接の場所や時間、医療者の服装や身だしなみ、姿勢、位置、身振り・手振り、視線、言葉づかいや声の調子などの非言語コミュニケーションに留意します。

基本2　発信するだけではない、受け止めるコミュニケーションを

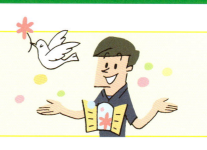

正しく詳細な医療知識をもっていても前のめりにならず、まず患者さんを認め、受けとめ、聴く態度を心がけよう

治療が予定どおり進行しなかった場合や、誤診による治療失敗を告知する場合、あるいは要因や病状、新たな治療方針を説明することを目的とする医療面接では、「医療者側からどのように説明をするか」に注目しがちです。しかし医療面接の基本に立ち返ると、患者さんの話を引き出し、傾聴し、感情を受けとめるという、「基本的傾聴の連鎖」の技法 ▶28ページ が重要です。

質問や傾聴、適切なタイミングにおける支持・共感を示しながら、まず患者さんがどのように考え、感じているかを受け止めることで、ラポールの形成や維持が図れます。そもそもラポールの形成なくしては、どんなに的確な説明をしても無駄となるでしょう。

基本3 院内外のコミュニケーションも医療コミュニケーションと心得よ

医療のプロフェッショナルとして、院内外におけるラポール形成や傾聴、共感は不可欠。コミュニケーションのしやすい環境をつくろう

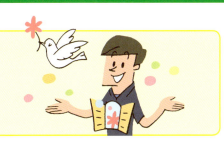

　これまで扱ってきた医療面接やラポールの形成に関する考え方やテクニックについては、何も医療者－患者間の信頼関係をつくるだけのものではありません。院内の上司－部下関係、同僚関係、院外の施設との関係や連絡、通達、信頼関係の構築において生かすことができます。相手を認め、聴き、共感する態度は院内外でのコミュニケーションを活発化させ、患者さんから得た情報の共有も円滑にいくことでしょう。それは、ひいては患者さんの健康や医院の運営にも寄与します。

　昨今の高齢化の伸展は、日本の医療界に大きな変革を求めています。高齢者となった多くの患者さんの口腔内には蓄積された問題が存在し、一度に症状が多発したり、歯科以外の全身疾患も影響してきます。ひとりの医療者が患者さんのもつ問題すべてに対応することは現実的ではなく、多くの情報を院内外の医療者や患者さん、ご家族と共有しなければなりません。

　今後、情報通信技術（ICT）の進化によりそのネットワークはさらに拡大していくでしょう。ツールやメディアが変わっても、良質な医療の提供には良質な医療情報の活用が重要であることは変わりません。良質な情報を得るための医療コミュニケーションの理解と活用が、ますます多方面で進んでいくことでしょう。

DENTAL HEALTH COMMUNICATION

2章

歯科における医療コミュニケーション実践ノウハウ

水木 さとみ

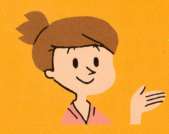

119～127ページに医療面接やクリニカルインタビュー、その後の医療コミュニケーションで必要な項目が盛り込まれた問診票をまとめています（みなさんの医院でお使いのものとはどのくらい違うでしょうか？）。本章では、この問診票をもとに、医療コミュニケーションと情報収集に関して解説を進めていきます。

歯科における
医療コミュニケーション
実践ノウハウ

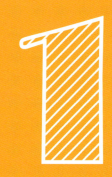

来院動機・通院歴から探る患者さんのニーズ

患者さんの心理的ニーズを探る

初診の患者さんの「物語」に耳を傾ける

　歯科医院に来院する患者さんには何らかの症状があり、それにともなう悩みや不安、さまざまな思いと背景を抱えています。言い換えれば、患者さんひとりひとりには独自の「物語」があるということであり、患者さんを理解するにあたっては、こうした「物語」に耳を傾けることが大切です。

　そもそも初診の患者さんは、どのような「期待」をもって歯科を訪れたのでしょうか。なぜほかでもない、あなたの歯科医院に来られたのでしょうか。そこには、必ず患者さん独自の理由が存在しているはずです。さらに、患者さんが歯科医院に向ける期待には、個々の患者さんで異なる、もっと複雑な心理的ニーズが存在します。こうした心理的ニーズを歯科医療側が理解することが、患者さんとの信頼関係を築く第一歩となります。

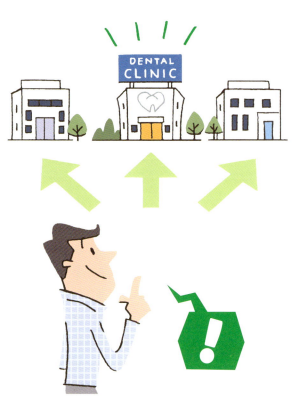

●患者さんがどの歯科医院に行くか、いつ行くかなど、来院を決めたその選択の背景には、その患者さん独自の理由があることに留意しよう

患者さんの心理的ニーズを引き出すコミュニケーション

患者さんのニーズを理解するために、ケースを交えて解説していきましょう。

会話1 は、初診時の患者さんと受付スタッフの会話です。

会話1 患者Ａさん：初診 / 30歳代 / 女性 / 主婦

受付 こんにちは。ご予約をしてくださいましたＡさんですね。

患者 はい、こちらに引っ越してきたばかりなのですが、どこの歯科医院に行こうかとずっと迷っていたところ、先日、近所の方のお話を聞いて、ぜひこちらで診ていただきたいと思って予約を取りました。

受付 そうでしたか、それはありがとうございます。
当院の先生の治療はとてもていねいで、痛みを軽減するため十分に配慮しています。多くの患者さんにも好評なんです。どうぞ安心して治療を受けてくださいね。

患者 （声のトーンが下がり）……はい……、よろしくお願いします。

みなさんはこの会話を読んで、何か気づくことがあるでしょうか。なぜ患者さんは、受付スタッフの言葉を聞いた後、トーンダウンしてしまったのでしょうか。

本例の受付スタッフは、患者さんを安心させようと、医院のコンセプト（ていねいな治療と痛みの緩和に配慮している点）を強調しました。対応は間違ったものであるようには見えません。しかし、患者さんを理解するといった観点から見ると、両者の会話のチャンネルが合っていないことに気づくことができます。

患者さんがどのような期待をもって、ほかの歯科医院ではなく、ここに来院したのか、そして受付スタッフの言葉にトーンダウンしてしまったのか、言葉の後ろにある患者さんのニーズについて考えてみましょう。

経験による決めつけは危険

来院する患者さんが歯科医院に向ける期待は、必ずしも医療側が考えるものと一致しているとは限りません。しかし歯科医療側は、自らの考えや今までの患者さん対応の経験から、「患者さんはきっとこう思っているはず」「きっとこうしてほしいのだろう」と、一方的に患者さんの思いを推測してしまうことがよくあります。そしてそれらの推測をもとに、私たちは行動してしまいます。

特に日本では「察する」という文化が古くから定着していますから、本例のようなやりとりは珍しいことではありません。

しかし、医療における患者理解においては、患者さんからの適切な情報を得るために、医療側の考えや感情を移入することなく、中立な立場で患者さんを見ることが求められます。そのためには、

医療側がいかに話すかではなく、患者さんにいかに話していただくかを優先することが重要です。

患者さんのニーズを引き出す着眼点

では、患者さんのニーズを引き出し、期待に応えるために、会話のどこに着目し、どのように行動すればいいのでしょうか。

患者さんの話には歯科医院に対する期待や思いが存在しますから、まずはその話を注意して聞きましょう。患者さんは「近所の方のお話を聞いて、ぜひこちらで診ていただきたいと思って予約を取りました」と言っています。ここから、近所の人から聞いた話のうち何かが響き、来院しようと意思決定がなされたことが推測できます。その「何か」をまず医療側が把握することが、「患者さんのニーズに応える」ことにつながります。 会話2

つまり、受付スタッフはこうした患者さんの言動からみえてくる心理的ニーズ（本例では近所の方から聞いた「何か」）を速やかにキャッチし明確にする必要があります。

患者さんの心理的ニーズを探るため、コミュニケーションの流れを 会話2 のように変えてみましょう。会話の流れから、患者さんの心理的ニーズが明確になっていくのがおわかりでしょうか。本例では、「治療については良い情報ばかりでなく、リスクや将来起こり得る状態までもていねいに説明する」ことこそ患者さんとの信頼関係が強化され、安心して治療を受けていただくことができます。こうした患者さんの心理的ニーズを理解するためには、適切な質問力が問われます。さらに、患者さんから得た情報は、歯科医師や歯科衛生士をはじめ院内全体で共有し、連携を密にとりながら、診療のあらゆる場面や信頼関係の構築、より質の高い患者対応に役立てることが期待できます。

会話2 患者Ａさん：初診 / 30歳代 / 女性 / 主婦

受付 こんにちは。ご予約をしてくださいましたＡさんですね。

患者 はい、こちらに引っ越してきたばかりなのですが、どこの歯科医院に行こうかとずっと迷っていたところ、先日、近所の方のお話を聞いて、ぜひこちらで診ていただきたいと思って予約を取りました。

受付 そうでしたか、それはありがとうございます。差しつかえなければ、ご近所の方のどのようなお話をお聞きになって、来院しようと思ってくださったのか教えていただけますか？。

患者 その方のお話によると、こちらの歯科医院では、治療の説明のときには良い情報ばかりではなく、リスクや将来起こり得る状態までもていねいに説明してくださったということでした。私には、そのことがこちらに来る決め手となりました。

受付 貴重なお話をお聞かせくださいましてありがとうございました。どのようなささいなことでも構いませんので、説明を聞いて不安なことや気になることがございましたら、ぜひお気軽におたずねください。

患者 はい、ありがとうございます。そう言っていただけると安心です。

問診票を活用した心理的ニーズの引き出し方

　初診の患者さんの心理的来院動機を把握するには、会話でのコミュニケーションのほか、問診票を活用したインタビューも有効です。

　119〜126ページにまとめた問診票の項目の目的や患者さんの回答例から、インタビューをどのように展開すればいいか解説していきます。

問診票（119ページに掲載）

当院を知ったきっかけはどのようなことでしたか？
□家が近いから　□他院からの紹介　□広告を見て　□ホームページを見て　□その他［　　　］

- ・ここにチェックを入れた患者さんには、来院に際して特段の強い心理的ニーズの存在しないことが推測できます。それだけに、患者さんが今後積極的に来院する意義を見出すためのアプローチが必要です。この段階では、患者さんにすばらしい治療を提案しても心理的防衛がはたらき、不信感が生まれてしまいます。なぜなら、まだそこに信頼関係が成り立っていないからです。
- ・患者さんが問診票のほかの項目にどのように回答しているかに目を向け、インタビューを交えながら患者さんの歯科治療に対する考えや思いを理解し、理解を深めます。

これらの項目のいずれかにチェックを入れた患者さんは、チェックした内容に何らかの関心や興味、期待をもって来院したことが推測されます。インタビューにて、患者さんのニーズを明確にしていきましょう。

心理的ニーズを探るインタビュー法
- 「広告（ホームページ）のどのような内容に関心をもたれましたか？」
- "その他"にチェックが入った際も同様にインタビューする
- ➡ カッコ内に「知人の話を聞いて」とあった場合：「知人の方のお話では、どのようなことが印象に残りましたか？」

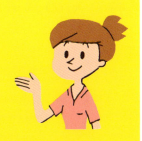

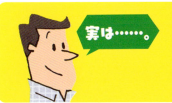

患者さんの回答から、ほかの歯科医院ではなく当院へ来院した患者さん独自の理由が明確になります（心理的ニーズ）。

図1　質問内容と患者さんの回答例。チェック項目から患者さんの来院動機を探る。

会話3 患者Bさん：初診 / 40歳代 / 女性 / 会社員

問診票（126ページに掲載）

過去に受けた歯科治療や歯科医院で生じたできごとなどで、嫌な思いをされたことはありますか？

☑はい　☐いいえ

「はい」と回答された方におたずねします。具体的にどのようなことがありましたか？

抜歯の際、なかなか抜けなかったことがあり、不安から過呼吸になりました。
今も器具の触れ合う音や消毒の匂いは苦手で緊張します。

> 歯科治療に強い不安がある

スタッフ 問診票を拝見したところ、過去に受けた歯科治療で嫌な体験をなさったのですね。差しつかえなければ、お聞かせいただけますか？

> 開放型の質問（▶28ページ）

患者 はい、そうなんです。そのときは親知らずを抜くことになったのですが、なかなか抜けなくて怖い思いをしました。

スタッフ そうでしたか、それは大変でしたね。差しつかえなければ、そのときの状況をもう少し詳しく話していただけますか？

患者さんの過去の治療体験を聞く

∷ 歯科医院におけるマイナスの経験談はトラブルを避ける重要な情報となる

　初診の患者さんが、過去に歯科医院でどのような体験をしたかという情報は重要です。不快や不安を招いた体験、患者さんが転院を決定づけるエピソードについて、あらかじめ情報を得ておくと良いでしょう。今後は自院で同様の体験をさせないよう、対策を講じるための情報となります。

　ただし、クリニカルインタビューや会話において、こうしたマイナスの情報を掘り下げていくときには、十分な配慮が必要です。患者さんは話しているうちに過去の嫌な体験が想起され、当時の感情やマイナスイメージのある歯科医師、スタッフの顔や態度まで思い出して不快感が増幅し、ヒートアップした結果、本来の情報収集の目的から話が脱線していく可能性があります。インタビュアーは、まず患者さんの訴えを受け入れ（受容）、患者さんの思いを肯定的に理解し（共感）、患者さんの気持ちが落ち着いたところで、本題に戻すよう心がけることが大切です。この会話の目的が、情報収集であることを忘れてはなりません。

　なお、トラブルがどの歯科医院で生じ、どの職種のどんな人物がそうしたかなどの情報は、自院でのトラブル回避やリスクマネジメントにはつながりません。大切なのは、転院した患者さんが自院で過去のようなつらい思いをしないよう注意し、配慮すべきことを考え、対策を講じることです。

1 | 来院動機・通院歴から探る患者さんのニーズ

> **患者** 最初は麻酔も効いて問題なかったのですが、親知らずがなかなか抜けなかったみたいで、「口をもっと大きく開けて！」とか「少しがまんして！」とか、強い口調で言われました。焦っているようすが感じられて「大丈夫かな」と不安になりました。
> あと、先生とスタッフの方の会話のやりとりも嫌でした。先生は焦りからかスタッフの方に強い口調で注意するし、相手も「わかってます」とやや感情的に応答するのでドキドキしました。歯を抜く器具を置くときの「ガシャン」という大きな音も怖くて、だんだん息苦しくなってきたのですが、「がんばってください！」の一点張りでほかに何の配慮もなく、本当に怖かったです。

> **スタッフ** それは大変な思いをされましたね。怖かった状況が伝わってきました。当院での治療の際には、Bさんができるだけ不安を抱いたり怖い思いをしないよう努めたいと思っています。対策をいろいろとご提案させていただき、Bさんと一緒に考えていきたいのですがよろしいでしょうか？

共感［反映］（▶30ページ）

共感［個人的支援］（▶30ページ）

> **患者** はい、ぜひよろしくお願いします。

:: 問診票も活用し対策を試みよう

　患者さんの過去の体験に関する情報収集には、問診票を活用することもできます。クリニカルインタビューで、回答済みの問診票を確認しつつ聞いていく方法です。以下、ケースを交えてインタビューの方法を紹介します。患者さんの回答から対策を考えていく流れを知ると、実際のイメージがつきやすくなると思います。

　会話3 のような会話の流れから、患者さんとともに過去の体験から起こる不安を招かないための具体的な対策を考えます。その際、直接患者さんに希望をうかがうのもよい方法です。こうした患者さんの立場に沿った対応で、不安が解消されやすくなります。

　患者Bさんへの対策は、右のようなものが考えられました。

対策1：器具が触れ合う金属音の対策

トレーに直接置くのではなく、滅菌した布の上に器具を置くことで金属音の緩和を試みます。

対策2：緊張を和らげる試み（呼吸法）

緊張緩和にはリラクセーションが有効です。自律神経系は不安や緊張、恐怖をともなうと優位にになる交感神経とリラックスしていると優位になる副交感神経に分かれます。ゆっくりと鼻から息を吸って、口から吐き出す動作を複数回繰り返す呼吸法を導入すると、副交感神経が優位となり、緊張緩和に導いてくれます。この呼吸法を指導し患者さんに身につけてもらうことで、治療へのストレス緩和にもつながります。

対策3：嗅覚へのアプローチ

薬品など、院内の匂いが不安や恐怖を導くことがあります。治療中などに、少量のアロマオイルを垂らしたワッテを患者さんの胸元に置いてあげると、その香りに患者さんの意識が向き、術中の不安や恐怖が緩和されます。

患者さんの過去の受診情報から見極める治療のリスクと対応

歯科医療者として、患者さんの期待に応えることは大切ですが、ときにそれが、患者さんの健康や診療所に多大なリスクを負わせる可能性のある事態になってしまうこともあります。こうした問題では、患者さんの過去の情報収集からリスクとなる発言を見極め、適切な対応をすることがリスクマネジメントにつながります。

では、下記の患者Cさんが書いた問診票の回答からは、どんなリスクを見極めることができるでしょうか。

＊　＊　＊

こうした治療リスクの判断にあたっては、もちろん歯科医師による検査・診断が不可欠ではありますが、口腔内所見から患者さんの訴えに値する問題は見当たらないと判断された場合、慎重な対応を心がける必要があります。たとえどんなに強く患者さんが要望したとしても、健康な口の構造や機能を崩壊させてしまうリスクを考慮し、治療をお断りすることが賢明です。正当な理由があれば、治療を断ることがすなわち応召義務※違反とはなりません。こうした事態では、穏やかかつ毅然たる態度で、歯科医学的には問題がない旨を伝えることが大切です（**図2**）。それでも患者さんが一向に応じない際には、治療をしない姿勢をはっきりと示さなくてはなりません（**図3**）。

※歯科医師法第19条1項 「診療に従事する歯科医師は、診察治療の求めがあった場合には、正当な理由がなければ、これを拒んではならない」

患者Cさん：初診 / 60歳代 / 男性 / 自営業

問診票（126ページに掲載）

過去に受けた歯科治療や歯科医院で生じたできごとなどで、嫌な思いをされたことはありますか？

☑ はい　☐ いいえ

「はい」と回答された方におたずねします。具体的にどのようなことがありましたか？

> 治療した後、噛み合わせがスッキリしないので、その部分を削るようにと頼んだが、ああだこうだのと理屈が多く、結局、こちらの要望に応じてくれなかった。問題があるのに治す技術のない歯医者には診てもらいたくない！

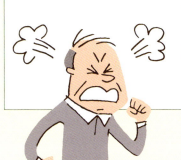

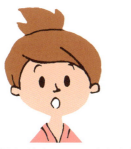

図2 治療にリスクをともなう患者さんへの断り方の例。

お気持ちは理解いたします。
しかし、口腔内を拝見したところ、前の医院の先生がなさった治療には問題はないようです。
むしろここで手を加えてしまうと、症状の悪化も予測されます。
さまざまなリスクを考えると、これ以上治療はお勧めできません。

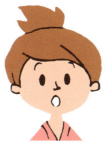

図3 理解が得られない患者さんへの断り方の例。

ほかの歯科医院でもご相談されてみてはいかがでしょうか？
残念ながら当院では、ご要望をお受けすることはできません。

見るポイント

・問診票の記載内容に理解不能な点がないか

「どこで噛んだら良いか位置が定まらなくなった」「口のなかに違和感が出てきた」「舌がヒリヒリするようになった」など、歯科治療を受けたことがきっかけとなり、さまざまなことを訴えてくる患者さんは少なくありません。そうした患者さんの口腔内に、問題となる歯科医学的所見が見当たらない場合は、心身医学的要因が考えられます。こうした場合はカウンセリングのほか、心理療法や薬物療法といった心身医学的なアプローチが求められます。

患者さんのなかには、「顔が大きく変形してきた」「歯が溶けていく感じがする」「口のなかから虫が湧いてくる」など、非現実的で理解に苦しむ訴えをする方もいます。こうした場合には、迅速に専門医に紹介します。

・患者さんの要求が、一般的に受け入れられる内容か

患者さんに、それぞれ異なった治療に対する要求があることは前述のとおりです。しかし、なかには歯科治療に過度な期待を示す患者さんもいます。たとえば、「外国の女優さんのハリウッドスマイルと同じ、真っ白な歯と完璧な口元にしたいので、前歯をすべて抜いて歯をつくってください」などの極端な要求が挙げられます。

こうした患者さんの要求に応じて治療を開始すると、患者さんがもつ独特かつ非常に高い理想像が原因となり、将来的にトラブルに発展する可能性が高いため、十分に注意する必要があります。「残念ながら、治療をすることで、患者さんの将来の健康を害することが考えられ、大きなリスクをともないますので、当院では治療はお受けできません」と、毅然とした態度で断りましょう。

最終受診歴から患者さんの背景を読む

予防に対するモチベーションを探る

患者さんが最終受診歴から、患者さんの背景、歯科治療や歯周病・う蝕予防に関する考え方やモチベーションが見えてきます。たとえば、**図4**のように問診票で得られた回答をもとに、インタビューを通して患者さんの背景を探ります。

図4の例では、患者さんが長い期間にわたって歯科医院を訪れていなかったことがうかがえます。口腔内状況によりますが、予防歯科では一般的に3ヵ月に一度の通院でメインテナンスを行う必要があるとされています[*]。今回の来院のきっかけとなった問題が歯周病になくても、予防の観点からはこのペースで歯科医院に通院していることが理想的です。

しかし、治療後にメインテナンスの重要性を説明しても、患者さんによってその理解や認識は異なります。メインテナンスに通院してくれるとは限りませんし、時を経て再来院してきた患者さんも一様ではありません。問診票の回答から患者さんの予防意識について「メインテナンスの意義を十分に理解していなかったために、長い間歯科医院を受診することがなかった（パターン1）」のか、あるいは「メインテナンスの意義を十分に理解しているにもかかわらず、受診を継続しなかった（パターン2）」のか、大きく2つにわけて推測することが可能です（**図4**）。

問診票（124ページに掲載）

最後に歯科医院を受診されたのは、今からどのくらい前になりますか？

☐ 半年以内 　　☐ 1年以内 　　☐ 2年以内 　　☐ 3年以内
☑ 4年以上前［最終受診から約 5 年］

最後に歯科医院を受診したのはどのようなことでしたか？

☑ 治療のために受診した
☐ 歯のクリーニング（清掃）で受診した
☐ その他［　　　　　　　　　　　　　　　　　　　　　］

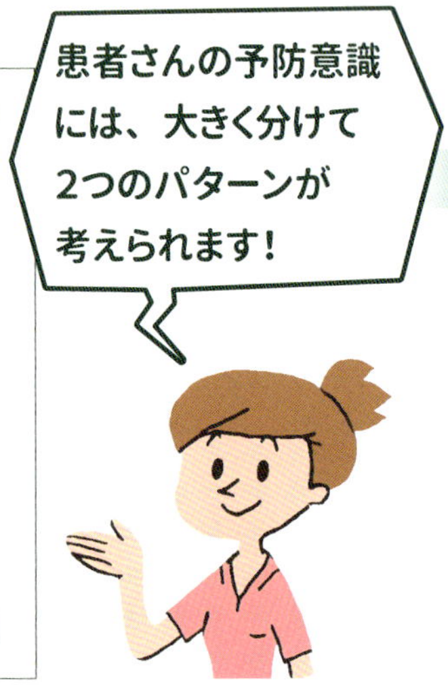

> 患者さんの予防意識には、大きく分けて2つのパターンが考えられます！

図4 歯科の受診が継続しなかった理由を探り、患者さんのメインテナンスに対する意識を合わせて考える。

---

[*]日本歯周病学会（編）．歯周治療の指針2015．2016．http://www.perio.jp/publication/upload_file/guideline_perio_plan2015.pdf（2018年2月27日アクセス）．

パターン1：メインテナンスの重要性を十分に理解していない

患者 むし歯にならなかったので。治療が終了して特に問題なかったからです。

スタッフ そうでしたか、歯に特に問題が生じなくて良かったです。ただ、生涯にわたって口腔内の健康を維持するためには、むし歯予防とともに歯周病予防もとても重要です。最近では、歯周病はお口のなかばかりではなく、全身にも悪影響を与え、疾患を招くことが明らかになってきました。そのようなお話は聞いたことがありますか？

> 一方的な説明は控え、患者さんの歯周病に関する意識や理解度を探り、問題に対して関心を示してもらうことを優先する。

- メインテナンスの重要性を十分に理解していなかったため受診しなかったことが予測される
- メインテナンスの重要性と意義を説明する

パターン2：メインテナンスの重要性を十分に理解している

患者 歯科医院での歯周病ケアはずっと継続したかったんですが、親の介護が始まりましてね……それどころではなかったんです。歯科衛生士さんはていねいに診てくださっていましたし、励ましてもくれました。でも私は、心身ともに疲れきってしまって……。しかたなくドロップアウトしてしまいました。

スタッフ そうでしたか、そのようなご事情があったのですね。大変な状況のなか、よくがんばってこられましたね。○○さんには、歯周病ケアを継続されたいとのご要望があったのですね。今の状況下でも無理なく続けていけるケアを一緒に考えていきませんか？　私たちも最大限サポートさせていただきます。

> 患者さんを理解し、思いに寄り添い、ねぎらい、共感的に理解する姿勢を取ったうえで患者さんが少しでも行動変容に向かうよう、サポートの方法を考えていく。

- メインテナンスの重要性を十分理解していたものの、受診しなかったことが予測される
- 受容（▶21ページ）
- 共感（▶30ページ）
- 受診しなかった理由を理解し、問題解決に向けたアプローチを試みる

重要な点はさらに深く行動理由を探る

最終受診歴の情報をもとに、さらに患者さんの行動理由を深く探り、その背景を明確にしていきます。

患者さんの回答が「むし歯にならなかったので行く必要がないと思った」「治療が終わって特に問題を感じなかったので行かなかった」といった内容であれば、メインテナンスの意義を十分に理解していない（あるいは前院であまり説明されなかった）ことが考えられます。この場合は、予防に有効な情報（メインテナンスの意義と重要性に関する説明）を提供し、その必要性を理解してもらうと良いでしょう（パターン1）。

一方、歯周病予防の意義を十分に頭で理解しているものの中断してしまった患者さんの場合、生活パターンや環境、精神状態やモチベーションなどに理由が存在しているはずです。その理由についても情報を得たいものですが、患者さんのプライベートに切り込む行為でもあるため、患者さんとラポール ▶21ページ を形成したうえでのアプローチが必要です。

生活環境や心身状態を考えあわせて 途切れないメインテナンスの方法を探る

前ページ図4パターン2の患者さんでは、メインテナンスをずっと継続したいという希望がありました。しかし親の介護というライフイベントを迎えたことから、やむを得ず断念しなくてはなりませんでした。そういった背景がありながら、再度歯科への通院を始めてくれたわけです。こうした場合においても、歯科医療者として患者さんの思いを理解し、患者さんが抱える問題を共有し、そのなかで可能な限り患者さんが健康を獲得できるよう支援をしていくことが求められます。

本例では、まずは患者さんの今の状況を把握します。パターン2の患者さんのように介護が続いている状況にあれば、ただ一方的に指導していくだけでは効果は期待できません。過酷な状況にいる患者さんのために、歯科医院側が患者さんの生活環境およびストレス状態に関する情報をまとめたうえで、患者さんに何ができるか、患者さんが口の健康に対してどうしたら前向きに取り組めるかを考え、提案し、支援していきます（図5）。

1 | 来院動機・通院歴から探る患者さんのニーズ

患者さんの心理・社会的背景を理解する

1：生活状況を把握・理解する

図4の患者さんの場合
- 家事や仕事に加え、親の介護までしなくてはならない状況
- 介護で今までの生活が一変し、通院どころではなくなってきた
- 疲れ切ってソファに横たわり、そのまま眠り込んで朝を迎えてしまったこともあった

2：心身の状態を把握・理解する

図4の患者さんの場合
- 毎日疲労感が続き、意欲や集中力の低下が認められた

3：通院に対する心理状態を把握・理解する

図4の患者さんの場合
- 予防の大切さは十分に理解しており、本人も以前のように歯科医院での歯周病ケアを継続させたいと願うも、現状から希望を失っている

問題解決に向けた支援

1. 自宅でできるちょっとした試み

図4の患者さんの場合
- 自宅トイレの手洗いや洗面台には洗口剤を置き、そこで手洗いをするたびに洗口してもらう

  目的 少しでも口腔内のpHを保つことで、口腔内状況の悪化を防ぐことを目指す

2. ライフスタイルに組み込むセルフケア

図4の患者さんの場合
- 毎日特定の時間にニュース番組を見る習慣があるため、その時間帯に電動歯ブラシを歯に当てるように習慣づけてもらう

  目的 セルフケアを考えるにあたって、患者さんのせっぱ詰まった現状と精神的負担を考慮し、生活パターンをあまり崩さず、手への負担も軽減できる方法を提案する

3. 勤務状況に応じてクリーニングを組み込む

図4の患者さんの場合
- 仕事の合間や帰りなど、少しでも時間が確保できたら診療所まで連絡をしてもらう
- そのときの予約状況とタイミングが合えば来院してもらい、口腔内清掃を実施する

  目的 限られた時間のなかでも可能な限り来院していただき、口腔内清掃で口のなかをスッキリさせることで、患者さんの気分や精神状態の変容を図る

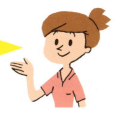

> 患者さんの置かれた状況を十分に理解し、その状況のなかで、患者さんが健康に向かうことのできる小さな一歩を提案します。そこに可能性が見出されたなら、患者さんの自己効力感が高まり、モチベーション回復につながります。

図5 メインテナンスの重要性を理解しながらも継続できなかった患者さんへのアプローチ。

患者さんの歯科予防に対する期待度を理解し、認識のずれを修正する

会話4 の患者Dさんは、口腔清掃を最後に約4年間通院しておらず、歯科疾患の予防に不可欠なメインテナンスの継続がなされていませんでした。この患者さんの背景を知るためには、まず「通院を中断した理由について情報収集」、次に「歯科に対する期待や通院を再開した理由について情報収集」という流れで、クリニカルインタビューを進めます。

会話4 のように、歯科治療に失望してしまった患者さんは少なくありません。なかには、一般的に治療で得られる結果から逸脱した、過剰な期待を抱いている患者さんもおられます。

こうしたケースでは、まず、治療前に医療側と患者さんとの治療に対する認識のギャップを埋めておかなくてはなりません。そのためには、「患者さん視線の治療効果（患者さんが当然得られると思っている治療効果）」を把握・理解したうえで、現実的な認識へと修正するための説明を行います。同時に、こちらからの説明を、患者さんが理解し納得したかもあわせて確認すると良いでしょう。

会話4 患者Dさん：初診 / 50歳代後半 / 女性 / 主婦

問診票 （124ページに掲載）

> **最後に歯科医院を受診されたのは、今からどのくらい前になりますか？**
>
> ☐ 半年以内　　☐ 1年以内　　☐ 2年以内　　☐ 3年以内
> ☑ 4年以上前［最終受診から約 5 年］
>
> **最後に歯科医院を受診したのはどのようなことでしたか？**
>
> ☐ 治療のために受診した
> ☑ 歯のクリーニング（清掃）で受診した
> ☐ その他［　　　　　　　　　　　　　　　　　　　　　　　　　　　　　］

スタッフ　問診票を拝見いたしますと、約4年前に歯科医院を受診なさったのですね。その後、通院はされていないごようすですが、何か理由がありましたか？ 〔通院を中断した理由について情報収集〕

患者　治療が終わって定期的に歯のクリーニングを勧められたのですが、あまり効果が感じられなかったので、途中で通院をやめてしまいました。 〔歯のクリーニングに対し、やや過剰な期待をしていることが予想される〕

スタッフ　Dさんが期待されていらっしゃった「効果」とは、具体的にはどのような状態になっていることでしたか？ 〔認識のずれを修正するため、患者さんが治療に期待する効果を明確にする〕

クリニカルインタビューの技法習得や上達のために

ロールプレイングで感覚をつかみ、インタビュー力を高める

ここまで成り立ちや必要事項などを述べてきたクリニカルインタビューですが、本書を読んでもすぐにその技術を臨床で発揮するのは難しいものです。

ここまで紹介してきた情報収集の技法を臨床でよどみなく効果的に実践するため、また身につけた技法をさらに効率よく行うために、実践的かつ体験的な学習方法として、院内などでロールプレイングを実施し、インタビュー力を高めることををお勧めします（図6）。

ロールプレイングを通して複数人でディスカッションをしていくと、さまざまな発見や気づきを得ることができるはずです。ひとりでは気づけなかった問診のしかたやインタビューの癖など、客観的な立場からの意見は技法の向上につながるでしょう。院内での勉強会などで積極的にとり組まれてみてはいかがでしょうか。院内コミュニケーションにも役立つはずです。

1. 2人1組になり、患者さん役とインタビュアー役を決める
- スタッフ同士、歯科医師×スタッフなどでもOK。ほかの参加者は2人のやり取りを観察する。

2. 患者さん役は、演じる人物をイメージして問診票に回答
- イメージするのが難しい場合は、実際に担当している患者さんを想定してもよい。

3. 客観的立場からのフィードバック
- 2人のやりとりの振り返りを参加者全員で行う。それぞれの意見から新たな気づきや発見があれば、院内で共有する。フィードバックは次の流れで進めていく。

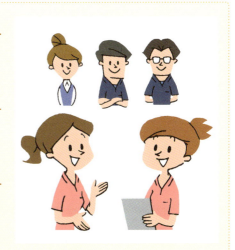

❶ 患者さん役から	❷ インタビュアー役から	❸ 客観的立場から
インタビュアー役によるインタビューの良かった点、気になる点について報告する。	自分のインタビューを振り返り、質問の仕方やコミュニケーションが難しかった点、困った点、迷った点を具体的に挙げる。患者さん役にも質問し、どのように受け取ったかなどを聞き取りする。	両者のコミュニケーションで、良かった点、気になる点を発言し、参加者全員で自由にディスカッションする。患者さん役の意見と違う意見や、2人が見逃したポイントなどを指摘し、フィードバックする。

 図6 情報収集の技法を獲得・向上するためのロールプレイング法。

歯科における
医療コミュニケーション
実践ノウハウ

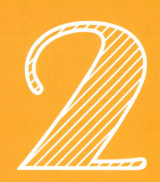

予防意識に関する情報収集と医療面接

歯科医療側と患者さんの認識の相違を埋めるコミュニケーション

■ 予防の意義が伝わっていないと……

下記は、筆者が実際に聞いた、歯科医院での治療に対する患者さんたちの発言です。

患者Aさん	患者Bさん	患者Cさん
被せものがとれてしまったので、すぐに職場近くの歯科医院に受診しました。でもそこでは、こちらが要望をしていない歯のクリーニングばかりが優先されて、何回も通院するはめになり、結局、予想外の支払いまでもさせられてくやしい思いをしました。	歯の痛みに耐えられなかったので、夜遅くまで診療している歯科医院に飛び込みました。応急処置をしてくれたのは助かりましたが、その後、歯ぐきに針のようなものでチクチクと触れて検査されました。痛い歯以外の頼んでもいないその治療費まで支払わされたんです。ひどい歯科医院でした。	インプラント治療を希望して受診したのですが、むし歯の治療だの、歯周病の治療だのと言われ、あちらこちらをいじられて、なかなかインプラントの治療をしてくれなかったのです。このままだと治療費の予算も大幅に超えてしまうことが心配になり、通院をやめることにしました。

どの発言も、自分が思っていた以外の治療をされた不満であふれています。なぜこうなってしまったのでしょうか。歯科医療者なら、これらの患者さんが受けた治療が、正当な目的に基づいたものであることがなんとなくわかるはずです。しかし結果的に、患者さんの信頼は失われてしまいました。

このように、歯科医療側と患者さんの間に治療に対する認識の相違があり、歯科医療側が考える理想の治療が患者さんの要望と合わず、承服されないという可能性があります。歯科医療側による説明がなされてあったとしても、その内容が必ずしも患者さんに正しく伝わっている、あるいは正しく患者さんの記憶に残るとは限りません。

特に初診の患者さんの場合、歯科医療側との信頼関係ができておらず、コミュニケーション不全に陥っており、患者さんから歯科医療側に疑問を提示できなかったという可能性も考えられます。私たちは、こうした現実を前提に、患者さんとのコミュニケーションを進めていかなくてはなりません。

患者さんとの隔たりを埋めるための情報収集

患者さんの予防歯科に関する認識が低かったり、口腔内の状態を鑑みて優先させなければならない治療からかけ離れた治療を希望されるといった、歯科医療側と患者さんの認識の相違はままあることです。その隔たりを埋めるには、問診票からの情報収集と双方的なコミュニケーションが機能した医療面接が不可欠です。医療面接は、**図1**の手順で行っていきます。

では、ケースを交えて図1の流れを詳細に、具体的に理解していきましょう。たとえば次ページのような項目にチェックのついた問診票があったとしたら、私たちはどのように情報を読み取ればいいでしょうか。

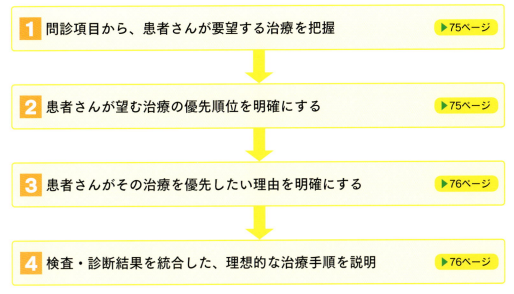

図1 患者さんの主訴に関する情報収集と医療面接の手順。

患者さんが優先させたい治療とその理由を知る

患者Eさん：初診 / 30歳代女性 / 会社員

問診票（120ページに掲載）

**現在、気になることや困っていることはどのようなことですか？
当てはまるものすべてにチェックを入れてください。**

☐ 歯が痛い
☐ 噛むと痛い
☐ むし歯がある
☑ 歯がしみる
☐ 治療の必要な歯がある
☐ 歯の被せものがとれた
☑ 歯のつめものがとれた
☐ あごが痛い
☐ あごからカクカクと音がする
☐ 口が開かない・開きにくい（開けると痛む）
☐ 歯並びが気になる
☐ 噛み合わせが気になる
☑ 歯を美しく整えたい
☑ 歯を白くしたい
☐ 検査をしてもらいたい
☑ 歯のクリーニングをしたい
☑ 良い治療であれば自費の治療も検討したい
☑ その他（悩みや要望）

☐ 入れ歯が痛い
☐ 入れ歯が合わない
☐ 入れ歯を新しくしたい
☐ 口のなかにできものができた
☐ 口のなかに違和感がある
☐ 舌がピリピリとする
☐ 味覚が鈍感になった
☐ 口が渇く
☑ 口臭が気になる　　少し
☑ 歯ぐきから血が出る　ときどき
☑ 歯ぐきが腫れている
☐ 歯ぐきが痛い
☐ 歯がぐらぐらしてきた
☐ 歯石をとりたい
☐ 顔が腫れてきた
☐ 親知らずを抜いてもらいたい

[　来月の友人の結婚式までには歯を白くきれいにしたいです　]

> 77ページにこの問診票をもとにした会話例があります！

1 問診項目から、患者さんが要望する治療を把握

- 複数の治療を要望されているかを問診票で確認
- 患者さんの望む治療の優先順位を把握し、リスクマネジメントを考える

　問診票からは、患者さんが口腔内のさまざまな項目を気にしておられ、「来月の友人の結婚式までには歯を白くきれいにしたい」との記載から、要望される治療の一部にタイムリミットがあることがうかがえます。歯科医療側は治療計画立案の際、こうした患者さんがもっとも重要とする事案に合わせたタイムマネジメントも考慮しなくてはなりません。しかし、「口臭が気になる」「歯ぐきから血が出る」「歯ぐきが腫れている」という項目へのチェックは、歯周治療の観点からは見過ごしにはできません。

　また患者さんのさまざまな要望を総合的に取り入れつつも、計画に無理は生じないか、口の健康に寄与する結果が得られるか、患者さんに過剰な期待はないか（口腔内の症状が重症であるにもかかわらず、短期間で治療が完了すると思っているなど）、治療の優先順位に誤った認識はないか（冷水痛や温水痛があったり、補綴装置が脱離しているのに、ホワイトニングなどの希望する治療を優先的にしてもらえると思っている）などを確認していきます。後になって患者さんとの認識にズレが生じていることが発覚したり、クレームに発展したりしないように、要望と実現可能な治療を明確に整理しなくてはなりません。

2 患者さんが要望する治療の優先順位を明確にする

- 問診票で複数の治療の要望が見受けられたら、患者さんに口頭で質問し、その優先順位を明確にする
- 患者さんの要望が、治療結果にマイナスの影響を及ぼさないか見極める

　問診票の複数の項目にチェックがある場合は、患者さんが要望する治療の優先順位を明確にします。これは、可能な限り患者さんの要望に応じた治療計画を立案するためのものです。歯科医療側側が最適と思う計画を患者さんに強制したり一方的に進めても、患者さんには自分の要望が後回しにされた不満が残ってしまいます。

　なお本例の主訴には、下記のような優先順位がつけられたとして、解説を進めていきます。
①歯のつめものがとれた
②歯を美しく整えたい
③歯を白くしたい

④歯がしみる
⑤歯のクリーニングをしたい
⑥口臭が気になる（少し）
⑦歯ぐきから血が出る（ときどき）
⑧歯ぐきが腫れている

　これを見ると、本例の患者さんは審美的な回復をどの治療よりも強く要望しているようです。しかし、やはり歯周病の症状を示す項目へのチェックは無視できません。後々のトラブルを招かないために、歯周治療も優先的に行えるような対応が求められるということもわかります。

3 患者さんがその治療を優先したい理由を明確にする

- 患者さんがその治療を優先させたい理由を口頭で聞いて情報を得る
- 患者さんが優先させたい治療とその理由や考えを受容する（歯科医師に伝達することも伝える）
- 歯科医学的観点から最良と考えられる治療の流れを一般論としてあらかじめ説明しておく

　歯科医療側は、患者さんが優先させたい治療とその理由を聞いて理解し、認識を共有します。歯科専門職でない患者さんは、医療側が考える理想的な治療の優先順位を知り得ませんから、このとき語られる話には、期待が大きく盛り込まれます。

　本例では、問診票の記載から優先したいとする理由を把握することができますが、情報が見当たらない場合は「この治療をもっとも優先されたい理由がありましたらお聞かせいただけますか？」とたずねると良いでしょう。

4 検査・診断結果を統合した、理想的な治療手順を説明

- 検査・診断を行い、その結果とあわせて歯科医学的観点から最良と考えられる治療の流れを歯科医師が説明する
- 歯科治療の不明点や問題点、不満な点などを確認する。同時に、誤解があれば解く

　検査・診断結果も含めて歯科医師から優先すべき治療についての説明をし、治療計画を確定していきます。もし、患者さんとの会話のなかで、口腔内の現状から大きく外れた治療への認識・誤解や過剰な期待が認められた場合は、その場で正しい情報提供をしておくと、治療計画の通知がスムーズにいきます。

　本例の場合は、歯周病や知覚過敏が疑われる項目（「歯がしみる」）にチェックが入っていることから、優先的に治療しなくてはならない事案があることが考えられますから、この可能性について患者さんに伝えておきます。ただし、歯科医師以外のスタッフがそうしたことを伝える場合は、「あくまでも一般論として可能性をお伝えする」という立場から説明しましょう（右ページ会話例参照）。

　読者のみなさんもご存じのとおり、歯科治療を開始するにあたっては、口腔内写真やエックス線写真撮影、各種検査で得た資料に基づいて、歯科医師による検査診断がなされます。さらに患者さんに治療説明（インフォームドコンセント）がなされ、患者さんがその内容を十分に理解し、納得したうえで治療方針が決定されます。こうした一連の決まりごとから、歯科医師以外のスタッフが独自に患者さんに治療説明をしてはなりません。治療に関して患者さんからの質問や疑問を受けた際は、無責任に回答せず、「それは追って先生に確認しましてから、あらためてお答えしますね」と伝え、歯科医師に報告したうえで歯科医師からの回答を伝えるようにします。さらにこの一連のやりとりから得られた情報は、院内でも共有し、さまざまな場面で活用すると良いでしょう。

2 | 予防意識に関する情報収集と医療面接

会話5 患者Eさん：初診／30歳代女性／会社員

スタッフ：（チェック項目を見ながら）治療の優先順位を拝見しますと、つめものの治療に次いで、「歯を美しく整えたい」「歯を白くしたい」をご希望されていらっしゃいますね。この理由がございましたらお聞かせいただけますか？　　　　*傾聴（▶29ページ）*

患者：どの治療もやっていただきたいのですが、特に友人の結婚式が迫っているので、そのときまでにはどうしても歯を白くしたいんです。

スタッフ：なるほど、治療に急を要したい理由が理解できました。先生に診ていただく前なので、お口のなかの状況を詳しく説明することはできないのですが、問診票にチェックしていただいている、しみている歯や歯ぐきの状態が心配です。　　*受容（▶21ページ）*

検査してみないと何とも言えませんが、検査の結果、歯周病の治療を優先しなくてはならない場合もあります。またご要望のホワイトニングは、むし歯や歯周病を治してから実施するのが一般的です。お口の状態によってはご期待に添えないかもしれないのですが、これはお口の健康のためにとても大事なことですので、Eさんのご要望を先生にお伝えしたうえで、検査結果と一緒に相談していきましょう。　　*情報提供（▶33ページ）／尊重（▶30ページ）*

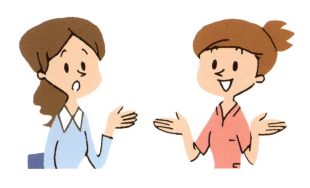

77

患者さんの生活習慣と歯科予防意識を読む

∷ 歯周治療・予防治療に役立つ情報を聞き出す

　歯科界をあげて予防歯科を推進している現在、お口の健康づくりを考えるならば、患者さんの生活習慣を無視することはできません。問診票からの情報および医療面接により、患者さんの生活習慣および予防意識を把握する必要があります。今後の歯周治療や、日々の生活のなかで行うセルフケアに対するモチベーションとその継続のために、情報を収集し対策を立てるようにします。

　情報収集のポイントは、まず過去の歯みがき指導やその内容や指導を受けた感想など、予防歯科に関する患者さんの過去の体験を聞き出し、それが現在の生活習慣につながっているかをみます。

　次に、患者さんのセルフケアはどのようになさ

患者Fさん：初診 / 30歳代男性 / 会社員

問診票（124、125ページに掲載）

過去に歯科医院で歯みがき指導を受けたことがありましたか？
　☑ はい　　☐ いいえ

「はい」と回答された方におうかがいします。

・いつごろ歯みがき指導を受けられましたか？
　[　5〜6年　]くらい前

・歯みがき指導を受けられていかがでしたか？
　☐ とても良かった　☐ 良かった　☑ どちらともいえない　☐ 良いとは思えなかった

・その理由をお聞かせいただけますか？
　いろいろ教えてもらったのですが、現実的にはそんなに時間をかけるのは難しいと感じました。

・指導された方法は、今も実践していますか？
　☐ 続けて実践している　☐ ときどき実践している　☑ 実践していない

> モチベーションが低いことを示唆

日常の歯みがきについておうかがいします。

・歯みがきは1日何回、いつごろされていらっしゃいますか？
　回数：1日[　1〜2　]回
　いつごろ：[　朝は必ずみがくが、夜は疲れてそのまま寝てしまうことがある　]

> 歯周病のリスクが大きい

2 | 予防意識に関する情報収集と医療面接

れているか、歯科疾患予防に対する意識はどの程度のものかを把握します。また喫煙者には、歯周病との関連から禁煙に向けた行動変容をしていく必要があります。喫煙習慣について、その有無と頻度を合わせて聞いておくと良いでしょう。

∷ 問診票の情報と会話で予防意識を高める

下記のような問診票の回答から、Fさんの生活習慣や歯科予防意識を理解するための会話を広げていきます。患者さんは日々のセルフケアをさほ

ど重要視していないことが推測されます。また日常的に多忙で、セルフケアにはあまり時間をかけられないのが現状のようです。ただ、予防意識がまったくないかといえば、キシリトール入りガムを取り入れることで歯の健康管理につなげたいと考えていることがうかがえます。

一方、喫煙と歯周病の関連を知らないため、喫煙に関する意識改革が求められます。問診票からこうしたことが推測されますが、会話からさらに情報の確度を高くしていきます（次ページ参照）。

得られた情報をもとに、まずは歯周病予防に対

・歯ブラシのほかに、何か清掃用具を使用されていますか？

□ 使用している　☑ 使用していない

> 歯間部の清掃が十分でない可能性

・歯ブラシ以外の清掃用具を「使用している」方におうかがいします。

どのような清掃用具を使用していますか？

使用されたきっかけはどのようなことでしたか？

・歯の健康のために気をつけていることがあれば教えてください。

キシリトールガムを噛んでいます。

> 予防意識はあるものの、キシリトールガムに予防効果を過大に期待していることが示唆される

喫煙状況についておうかがいします。

・タバコは吸いますか？

☑ はい　□ いいえ

> 歯周病罹患と難治性である可能性

・「はい」と回答された方は、1日何本くらい吸いますか？

1日[　15～20　]本くらい

> ヘビースモーカー

・タバコをがまんするとどのようになりますか？

イライラする　気持ちが落ち着かない　など

> 禁煙の難度が高い可能性

・喫煙は歯周病を悪化させることはご存知ですか？

□ 知っている　☑ 知らない

> 歯周病や喫煙に関して知識を得ておらず喫煙が続いている

する正しい知識を得てもらうことを目的に、患者さんに喫煙の歯周病への影響について説明します。そのとき患者さんがこちらの説明にどんな反応をみせたか、特に説明前より予防に関心を寄せてきたか否かといったようすを観察します。説明後に「ご感想はいかがですか？」などと聞いて反応をみるのも良いでしょう。

患者さんが関心を寄せつつ説明を聞いているようなら、モチベーションが上がりつつあると判断でき、予防へのアプローチが可能です。頭では理解できるものの、現実にはなかなか行動には移せない（生活習慣を変えられない）と思う患者さんは少なくありません。その場合は、行動変容に向けたアプローチ（105ページ参照）に進みます。

会話6 患者Ｆさん：初診 / 30歳代男性 / 会社員

スタッフ 問診票のご記入ありがとうございました。拝見したところ、夜はお仕事の疲れから歯みがきができないこともあるようですね。

> 受容
> (▶21ページ)

患 者 はい、かなり大変です。自分だけではなく部下のめんどうもみなくてはならないので。

スタッフ 大変ですね、お察しします。それでＦさんは、歯の健康のためにキシリトールガムを活用されているのですね？

> 反映
> (▶30ページ)

> 質問
> (▶28ページ)

患 者 夜に歯みがきできないぶんを、ガムで補っています。

スタッフ 努力されているのですね。ただ、ガムだけでむし歯予防や歯垢の除去はできないのです。特に口のなかの細菌が増える就寝の前は歯みがきをした方がいいですから、がんばってもらえるといいのですが。ところで、タバコをかなり吸っておられますね。

> 尊重
> (▶30ページ)

> 説明
> (▶33ページ)

患 者 はい、やめろと言われてもやめられそうにありませんね。

スタッフ 禁煙はなかなか難しいですものね。お気持ちはわかりできます。ですが喫煙は、実は歯周病を悪化させることが解明されています。さらにその歯周病は、全身疾患にも影響を与えていることも明らかになっているのです。今は何もなくても、将来的に全身疾患のリスクが高くなることもあります。そのためにも、歯周病予防、つまり歯みがきを習慣づけたほうがいいのですが、どうでしょう？ 今どんなご感想をおもちでしょうか。

> 共感
> (▶23ページ)

> 説明
> (▶33ページ)

患 者 全身の病気につながるなんて、怖いですね。タバコは何も良いことはないとわかってはいるのですが、やめられるかな。

スタッフ そうですよね、難しい問題です。でも禁煙できる可能性もあります。そのために私たちもサポートしていきたいと思いますので、一緒にそのプランについて考えていきませんか。

> 共感
> (▶23ページ)

> 個人的支援
> (▶30ページ)

患 者 はい、ありがとうございます。

歯科における
医療コミュニケーション
実践ノウハウ

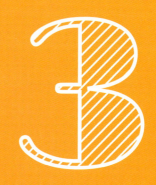

心身状態に関する情報収集と医療面接

心の不調は身体の不調と相互にリンクする

::心が不調なら受け取りかたも変わる

　気分が爽快でストレスのない状態なら、症状にともなう痛みや違和感がさほど気にならないなど、身体的痛みの閾値がそのときの精神状態やストレスの状況によって異なることが知られています。逆に、気分が低下したり不調が続いているときは、とても敏感になってしまいます。

　このように、患者さんの心身状態（心と身体の健康状態）と症状の感じ方には相関があります。また興味深いことに、快適な状態であるときと不調な状態に陥ってしまったときでは、他者の言動に対してのとらえ方にも変化が起きます。快適なときには、相手のささいな言動にも気にならないものですが、不調なときには過敏になります。

　たとえば、口腔内に違和感や苦痛を一生懸命訴える患者さんが来院したとします。しかし、診察しても主訴に値する所見や異常は見つかりません。そこで歯科医師は患者さんを安心させようとして、「大丈夫ですよ。お口のなかに問題は見当たりませんので、気にしないことです」と伝えました。しかし不調を来たした状態の患者さんは、そのように受け取ることができません。「私を神経質な患者だと思っているのか？」「私の訴えを大げさだと思っているのか？」「めんどうな患者と思われているのか？」などと、マイナスにとらえる傾向があります。

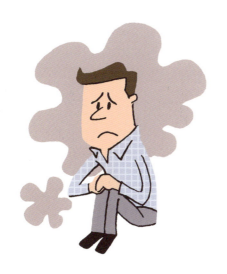

患者さんの心身状態を把握しよう

　患者さんにこうしたマイナスの受け止められかたをしてしまうことで、トラブルに発展してしまうこともあります。患者さんの心身状態を把握することは、治療に不可欠な信頼関係の構築とトラブル回避に、とても重要だといえるわけです。

　心身状態の把握を目的としたインタビューでは、下記に示した1〜5の質問とインタビューを行います。この情報をもとに、治療を行う際の注意点と対応法を考えていくと良いでしょう。

　もし、仮に精神的に敏感になっている患者さんから、「なぜこんなことを聞くのか?」と逆に問われたら、「お口のなかは敏感です。身体の調子が悪かったり気分が落ち込んでいるときは、お口の痛みや違和感が増幅することがあります。歯科治療にあたってこうした点を考慮するため、あらかじめ患者さんの状態をおうかがいしています」と伝え、信頼が損なわれないように配慮しましょう。

問診票 （123ページに掲載）

最近1〜2ヵ月間の状態について、いつものご自分（健康な状態）と比べると今の状態はいかがですか？　当てはまる項目にチェックを入れてください（複数回答可）。

1：　□ 寝つきが悪く、なかなか眠れない
　　　□ 一晩のうちに何度も夢を見ることがある
　　　□ 深夜に目が覚めてしまい、なかなか寝つけない
　　　□ 夜、遅くまで眠れないにもかかわらず、早朝、目が覚めてしまう

> 睡眠状態に関する質問（▶83ページ）

2：　□ 好きなものでも食べる気がしない
　　　□ ゆううつな気分が続いている
　　　□ 新聞やテレビを見ても内容が頭に入ってこない（ぼうっとしていることが多い）
　　　□ 意欲や集中力がなくなってきた

> 抑うつ状態に関する質問（▶83ページ）

3：　□ 緊張してひどく汗をかいたり、震えることがある
　　　□ 何かをする際には、焦って混乱してしまうことがよくある
　　　□ 積極的に意見が言えず、がまんしてしまうことが多くなった
　　　□ 大きな音に反応し、ときおり体が震えたり、すくんだりすることがある

> 緊張状態、焦燥感に関する質問（▶84ページ）

4：　□ 戸締まりや火の始末など、気になることは必要以上に何度も確認してしまう
　　　□ ときおり息苦しくなることがある
　　　□ 病気や症状のことが気になり頭から離れない
　　　□ 何か恐ろしいことが頭に浮かぶことがある

> 強迫観念、パニック傾向、不安状態に関する質問（▶85ページ）

5：　□ ささいなことでも腹が立ち、イライラしてしまうことがよくある
　　　□ 痛みには敏感になってしまう
　　　□ 胃痛・腹痛・頭痛など、身体的に何らかの症状が出ている
　　　□ 慢性的な病気がある

> 易怒性、過敏性、精神状態にともなう身体症状に関する質問（▶86ページ）

問診票を活用して心身状態を聴く

問診票にチェックされた項目から、さらに詳しく情報を把握するためインタビューを行います。

1 睡眠状態について把握する

入眠困難、中途覚醒、早朝覚醒などの睡眠困難により抑うつ的になっているかもしれません。症状の持続期間や現況を把握することが重要です。

2 抑うつ状態について把握する

さまざまな原因から起こる抑うつにともなう症状についての詳細を把握するには、下記の内容を質問します。

医療面接での質問法：睡眠状態

- その状態は、どのくらい続いていますか？
- 今は（以前と比べると）、どのような状態ですか？

医療面接での質問法：抑うつ状態（VAS法による質問法）

- その状態はいつごろから始まりましたか？
- 心身の状態を数値で表してください。気分が非常に良く、快適な状態を「0」とし、もっとも不調で最悪な状態を「10」とすると、今の状態はどのようになりますか？

VAS（Visual Analog Scale）法：視覚的評価スケール

患者さんの症状に対する主観的評価を数字で示してもらうツールとして、特に痛みの評価などに活用されています。
症状がまったくない状態を「0」、症状がもっとも強い状態を「10」として数値化します。

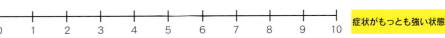

症状の見極めかたと対応法

- **チェックの数が多い、または症状が長く続いている患者さんは、治療の意欲が低い可能性あり**

    上記の質問から、その状態が1～2ヵ月続いていたり、以前と比べて状態が悪化している場合には、自律神経系のバランスが崩れている可能性が示唆されます。こうした患者さんの多くは、歯科治療に対しても意欲が低下し、セルフケアも負担に感じてしまうことがあります。

- **こまめな心身状態と意思のチェックを**

    患者さんの来院ごとに状態の変化を把握し、そのつど患者さんの状態に合わせて無理のない段階的な治療と来院の頻度やペースを考慮し、患者さんと治療について相談しながら進めていくと良いでしょう。

3 緊張状態、焦燥感について把握する

何がきっかけで、どのような状況に反応するのかなどの情報をあらかじめ把握していくことで、治療における配慮や緊張を軽減する環境を整える対策に役立てます。

医療面接での質問法

- どのような状況のときに、そのようになりますか？
- いつごろ、どのようなきっかけが原因で、そのような状態になりましたか？
- そのような状態になったとき、どのように対処していますか？

症状の見極めかたと対応法

緊張状態が頻繁に起こるものか、または特定の条件下でそうなってしまうのかを把握することで、治療中のリスク回避を考えあわせた環境を設定することが可能です。

歯科治療中に緊張状態に陥る患者さん

このタイプの患者さんは、頭のなかで「ものすごく痛かったらどうしよう」「血が止まらなくなったらどうしよう」など、頭のなかで好ましくない状況を想像し、自らの不安をあおってしまうことが原因である場合があります。治療の際には、「最近行かれた旅行のことでも思い返してみてください」とほかに意識を向けるよう促すなど、不安を意識しないようにサポートすると良いでしょう。

歯科治療に関係なく緊張や恐怖をともなう患者さん

たとえば、病院でのMRI撮影時に心臓の鼓動が速くなったり、呼吸が苦しくなったりして、緊張や恐怖を強く感じた経験のある患者さんは、同じような環境におかれたとき、トラウマ的にその緊張や恐怖を再現してしまうことがあります。こうした経験の有無と、その緊張や恐怖は具体的にどんな事物・現象に対し感じたのかをあらかじめ情報収集しておきましょう。MRIの狭い空間や機械に囲まれた風景によってこうした緊張が起きたのならば、エックス線写真撮影時、レントゲン室に入ろうとする患者さんには、逐一気分や身体の変化をたずね、緊張緩和を図りつつ、段階的に撮影を進めていきます。成功体験を得ていけば、緊張が減じていくこともあります。

・心療内科受診の有無を聞く

必要に応じて心療内科の通院の有無をたずね、受診がある場合には、主治医からどのようなアドバイスを受けたかなど、歯科診療に役立てられる情報を得ると良いでしょう。

・安心して治療を受けてもらえる環境を整えよう

歯科治療の際に生じる音（器具の音・タービンなど）や言動に敏感になる患者さんもいますから、必要に応じて器具を置くトレーに滅菌した布を敷いて金属音を出さないようにするなど、あらかじめ環境づくりを検討しておくと良いでしょう。また、常に患者さんが発言しやすい雰囲気をつくっておくことで、緊張が重大になる前にハプニングを防ぐことができます。さらに、患者さんに関する留意点を院内で共有し、誰もが同一の対応をできるよう心がけましょう。

4 強迫観念、パニック傾向、不安状態について把握する

ストレスが増強すると、こうした症状が強まります。患者さんの状態を適切に把握できるよう、インタビュー例を参考にリスクマネジメントとしての策を講じます。

医療面接での質問法

- 「戸締まりや火の始末など、気になることは必要以上に何度も確認してしまう」にチェックをつけた患者さんへの質問
- **ストレスを感じるくらい、何度も確認してしまいますか？**
- **以前と比べると、確認する回数は増えていますか？**

- 「病気や症状のことが気になり頭から離れない」にチェックをつけた患者さんへの質問
- **具体的にはどのようなことが気になりますか？**
- **（主治医）からは、どのようなお話がありましたか？**
- **どのようなときに、そのように考えてしまいますか？**

症状の見極めかたと対応法

・状態の変化を把握し、治療は必要に応じて段階的に進める

　問診票で「戸締まりや火の始末など、気になることは必要以上に何度も確認してしまう」「ときおり息苦しくなることがある」のどちらにもチェックがある場合、強迫傾向にあることが疑われます。治療では、おりに触れ患者さんの状態を把握しましょう。来院時に「今はどんな状態ですか？」とたずね、VAS法で以前よりつらい状態であれば、まずは患者さんの心身や安全に主眼を置き、ゆっくり段階をふんで行う治療をお勧めします。

・その緊張や恐怖は理解できるものか、常軌を逸しているかを見極める

　精神疾患をもつ患者さんが訴える緊張や恐怖は、過去の治療体験を聞く（62ページ参照）ときと同じく、理解できる内容かを確かめる必要があります。たとえば、「親ががんで亡くなっており、自分もそうなるのでは」という内容なら理解できるでしょう。しかし「口のなかから虫が湧く」など現実的でない訴えがあれば、可逆的な歯科治療から始めることが賢明です。患者さんの身体的症状は一定ではなく、ほかの領域に移ることもあります。ストレスが強まると、比例してその訴えも強くなる場合があるため、留意しておきましょう。

・少し楽観的なムードをつくる

　心気症などで心身のささいな不調や痛みにこだわり、重大な疾患に罹患したと思い込んだり、「悪いことが起きたらどうしよう」という不安（予期不安）の強い患者さんに治療説明を行う際は、その不安が軽減するようサポートします。少し楽観的なムードでちょうど良いかもしれません。こちらのささいな言動にも過敏に反応することもあるため、院内で意識の統一を図り、不安を生じさせないように配慮しましょう。

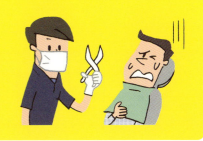

5 易怒性、過敏性、精神状態にともなう身体症状を把握する

　こうした心身状態の悪化に比例して、症状への疼痛認識も強まります。たとえば、口腔内の痛みや違和感、不具合を過敏に訴えてくることがよくあります。そのつど、患者さんの状態に合わせ、無理のない治療プランとフォローが求められます。

医療面接での質問法

- 「ささいなことでも腹が立ち、イライラしてしまうことがよくある」
  「痛みには敏感になってしまう」にチェックをつけた患者さんへの質問

- どのような状況のときに起こりますか？

- そのようなとき、ご自分ではどのように対処しますか？

- 「胃痛・腹痛・頭痛など、身体的に何らかの症状が出ている」
  「慢性的な病気がある」にチェックをつけた患者さんへの質問

- いつごろから、そのような症状が表れましたか？

- 健康なときの状態を「0」とし、もっとも症状が悪化した状態を「10」とします。今の状態を数値にするとどうなりますか？（VAS法）

症状の見極めかたと対応法

・信頼関係が症状緩和につながる

　ほかの項目同様に、状態の変動や期間、出現の条件、VAS法などを来院ごとに行って情報を収集し、歯科治療の開始、治療計画に役立てます。また、患者さんとの信頼関係が築かれることにより、こうした心身症状が和らぐことが少なくありません。なお心理・社会的ストレスが関与して症状が表れているのか、あるいは、器質的に何らかの問題が認められるのかは心療内科・精神科の専門医が判断します。

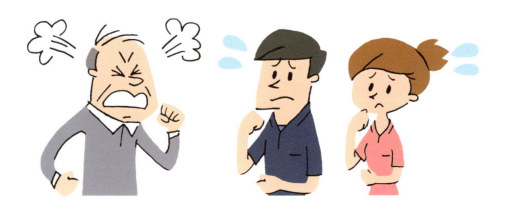

歯科における
医療コミュニケーション
実践ノウハウ

4

患者さんの行動特性を考慮したインタビュー

患者さんを科学的に理解しよう

■ 行動分析による患者理解

　患者さんとの信頼関係構築とモチベーションを考えるにあたって、患者さんをより深く理解することが求められます。しかし人は、認識やとらえ方、感じ方や考え方がそれぞれ異なることから、対人関係における誤解や思い込みが生じることをここまで述べてきました。本項では、患者さんをより客観的かつ正確に理解するために、行動分析に基づき、患者さんの行動特性別にみた効果的な対応について触れることにします。

　なお本稿ではPPS(Personal Profile System)＊に基づいて患者さんの行動特性をチェックし、主観ではなく客観的・科学的に理解したうえで、そ

れぞれの行動特性に合わせた効果的な対応を考えていきます。

■ 患者さんの無自覚的な行動を読む

　待合室や診療室での、患者さんの何気ない言動を洞察してみてください。そこから、患者さんのさまざまな特徴が見えてきます。

　実はこの情報は、患者さんとの信頼関係構築や良好なコミュニケーションを目指すにあたり、非常に有効な情報となります。その情報を次ページ**図1**でチェック・分類・分析することで、患者さんの類型と対応法について、効率よく考えることができます。

＊ PPS：アメリカの心理学者ウィリアム・M・アーストン(William Moulton Marston)により提唱された、人間の行動や性格の特性を主導型・感化型・安定型・慎重型に分類するDiSC診断(DiSC assessment)をベースにした行動分析ツール。
Inscape publishing. The Personal Profile System® and Models of Personality research report. https://internalchange.com/wp-content/uploads/PPSMOPO-232.pdf（2018年3月7日アクセス）.

87

:: 患者さんの行動観察チェックリスト

下表にある1〜5の各項目には、①〜④の4つの選択肢があります。それぞれ観察している患者さんに当てはまると思われる内容を、4つのうち1つだけ選んでください。

5項目すべての回答を終えたら集計し、①〜④のうち、どの項目がもっとも多く選ばれたかを確認します。もっとも選ばれた数の多い番号が、その患者さんの行動や性格の傾向を表す分類番号となります。その傾向の内容については、90〜93ページの解説を確認していきます。

1：患者さんの印象は？

① 比較的せっかちで気が短い印象を受ける

② 比較的社交的で明るい印象を受ける

③ 比較的穏やかで控えめな印象を受ける

④ 比較的神経質そうな印象を受ける

2：患者さんの話し方の特徴は？

① 体裁を気にせず、ストレートに話す

② 表現的な口調で、気持ちを込めて話す

③ 発言は消極的で、ゆったりとした口調で話す

④ 発言は冷静で理論的な口調で話す

3：こちらが話しているときの患者さんのようすは？

① 話の途中でも割って入ってくる

② 会話中に本題から脱線してしまうことが多く話し好き

③ 話を最後まで忍耐強く聴いてくれる

④ 話の細かい部分まで意識が向き、質問してくることが多い

4：患者さんの言動の特徴は？

① こちらが説明している途中でも、「はいはい、それで次は？」と先を急ごうとする

② 表情が豊かで話し好きとの印象を受ける

③ 動作がいたってゆったりとしている

④ 表情や感情をあまり出さず、冷静で知的な印象を受ける

図1 患者さんの行動観察チェックリスト。

5：質問をしたときの患者さんの反応は？

① こちらの質問に即答する

例： スタッフ　ご質問はありませんか？
　　 患者　　ありません。（考えるようすもなく）

② 社交辞令がみられる

例： スタッフ　ご質問はありませんか？
　　 患者　　説明の仕方がていねいでわかりやすかったので大丈夫です。

③ こちらの言うことにほとんど同調する

例： スタッフ　ご質問はありませんか？
　　 患者　　……はい、大丈夫です。（完全に理解していなくても相手に合わせる）

④ 詳細に話の内容を把握しようとする

例： スタッフ　ご質問はありませんか？
　　 患者　　このように話されていた部分は、こういう意味でしょうか。私の生活のなかにそれを取り入れるとどうなるのでしょうか。

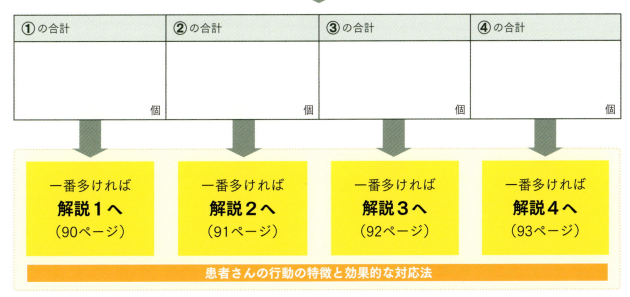

①〜④の選択肢がいくつ選ばれたかをそれぞれ集計

①の合計	②の合計	③の合計	④の合計
個	個	個	個

一番多ければ **解説1へ** （90ページ）
一番多ければ **解説2へ** （91ページ）
一番多ければ **解説3へ** （92ページ）
一番多ければ **解説4へ** （93ページ）

患者さんの行動の特徴と効果的な対応法

患者さんの行動の特徴と効果的な対応法

解説1 ①の数がもっとも多いタイプ：せっかちな印象を受ける患者さん

①の数がもっとも多い患者さんからは、せっかちな印象を受けるのではないでしょうか。このタイプの患者さんは、思い立ったらすぐに行動するのが特徴です。そのため、こちらが話をしている途中であっても、患者さんは体裁を気にすることなく、割って入ってきて話を始めます。

またこちらの話が最後まで終わっていないのに、「だからこうなんですよね」と結論づけたりまとめたりして先を急ごうとするようすが多くうかがえるなど、一見、気が短い印象を受ける患者さんはも少なくありません。

こうした患者さんは、治療説明の途中でも、良いと思うとすぐにその治療を受けることを決断しようとします。そのため、重要なポイントが見落とされてしまうこともあります。逆に、思ったままをそのままストレートに表現してくれるため、こちらの話に何を思っているのかがわかりやすいともいえます。

こうした患者さんの多くは、まわりくどい言い回しを嫌います。ですので、説明をする際はまず結論から伝え、その後で理由を述べると、患者さんはこちらの話がわかりやすく、コミュニケーションがスムーズに流れるように感じます。そこから歯科医院側に信頼を寄せてくれることもあるでしょう。

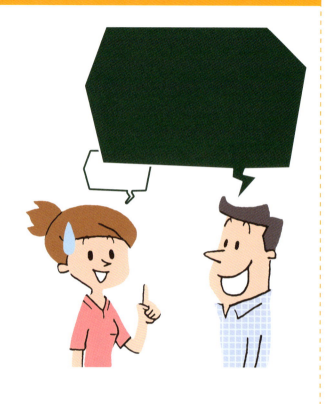

このタイプの患者さんへの効果的な対応法

・結論を先に伝え、患者さんの関心を引く

結論を急ぎ、せっかちな患者さんゆえに、こちらの話の内容を聞いていないことも少なくありません。説明の際は、その患者さんにとっての重要事項を先に確認すると良いでしょう。

〔例：歯内療法を受けている患者さんに今後の治療計画について伝える場合〕

スタッフ 結果から申し上げると、歯の根っこの治療は一度では終わりません〔結論〕。なぜなら、お薬を交換していきながら症状の経過を診ていくため、何度かの通院が必要となるのです〔理由〕。

解説2 ②の数がもっとも多いタイプ：社交的で話好きな印象を受ける患者さん

②の数がもっとも多い患者さんは、社交的で話し好きな印象を受けるのではないでしょうか。表情が豊かで、「まぁ」「あら」などの感動詞や「××ねえ」といった語尾の多用が特徴です。

話し好きなだけに多弁傾向にあり、気づくと話の内容ももともとの趣旨から脱線し、時間が長引いてしまうことが多々あります。

歯科医院側としては途中で話を打ち切りたいところですが、こうした患者さんの多くは、事務的に対応をされることを好ましく思いません。解決策としては、いったん「それは大変でしたね」「お気持ちはわかります」「なるほどそのとおりですね」などと共感し、患者さんの気持ちに寄り添う姿勢をみせたうえで、本題やもとの趣旨に話を戻すことをお勧めします。

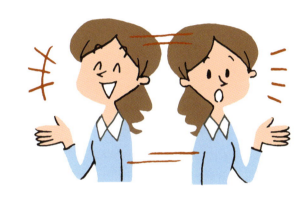

このタイプの患者さんへの効果的な対応法

・患者さんの気持ちを重んじて共感的に理解する姿勢を見せる

本題から話題がそれた場合や話が長引いた場合は、患者さんの感情に焦点を当てて共感の態度を示すことで、患者さんの気持ちが和らぎ、元の話題に戻しやすくなります。

〔会話例①：共感の態度を表明する〕

スタッフ 本日は検査結果をもとに、現在のお口の状態を説明いたしますね。

患者 あら〜、結果を聞くのはちょっと怖い感じもしますね。実は、私の母は早くに入れ歯になってるんですよ。私も同じようになったらどうしようと心配していたんですけど、もし悪かったらどうしようかしら〜。嫌だわ〜、そうだったら困るわ〜。

スタッフ そうでしたか、お母様のご経験から心配なさるのは無理ないですよね。わかります〔共感〕。さて先ほどのお話ですが〔本題に戻す〕、先に検査結果をお伝えし、それをもとに改善策についてお話しいたします。

・最初にインタビューの時間枠を通告・提案する

社交的で多弁ゆえに、患者さんのペースに巻き込まれることが多くなります。あらかじめインタビューの時間枠を通告・提案しておくことも効果的です。

〔会話例②：時間枠の設定〕

スタッフ 本日は30分間、お話の時間をとっております。最初に私の方から15分ほどご説明のお時間をいただきまして、残りの15分をご相談の時間に当てたいと思うのですが、よろしいでしょうか？

解説3 ③の数がもっとも多いタイプ：控え目な印象を受ける患者さん

③の数がもっとも多い患者さんからは、発言が消極的で、控えめで穏やかな印象を受けるのではないでしょうか。このタイプの患者さんは発言が消極的で、こちらの話を同調的に聞くのが特徴です。

こうした患者さんの多くは、人との関係性が崩れることを嫌がります。それゆえ、患者さんは聞き役に徹し、相手の話に協調することで対人関係の安定を図ろうとします。また、患者さんの本音を聴き出せないということも少なくありません。また患者さんの行動傾向から、つい医療側が一方的に話してしまいがちです。患者さんの理解がなされているかを、逐一確認しながら進めていきましょう。

情報収集にあたっては、開放型の質問（open questions、28ページ参照）や例示法（たとえ話を挙げて質問を行う）の活用をお勧めします。

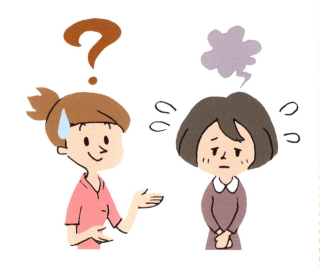

このタイプの患者さんへの効果的な対応法

・開放型の質問（open questions）を行う

「ご説明をいたしましたが、わかりましたか？」などの問いに、「はい／いいえ」で答えるような閉鎖型の質問であると、控えめな患者さんは相手を気遣い、説明内容を十分に理解していなくても「はい」と答えてしまう可能性があります。下記のような開放型の質問で、患者さんの話しやすい環境をつくりましょう。

> **スタッフ** ここまでの説明で、わかりにくい部分はどこでしたでしょうか？

・例示法を用いた質問を行う

開放型の質問をしても、なかなか回答が得られない場合は、「たとえば」と例を挙げて回答を促す例示法を活用すると、患者さんから有用な情報を引き出すことができます。

> **スタッフ** たとえば〇〇〇〇については、いかがでしたでしょうか？

・各事項ごとに解説と質問を交互に行う

各事項ごとに解説と質問を交えながら説明を進めていくと、そのつど患者さんが説明内容を十分に理解できているかを確認でき、また患者さんにとっても質問しやすい環境を整えることができます。

解説4　④の数がもっとも多いタイプ：理論的で緻密な印象を受ける患者さん

　④の数がもっとも多い患者さんからは、気難しい印象を受けるのではないでしょうか。このタイプの患者さんは、人の話の細部まで意識を向けて聞き、少しでも矛盾や疑問を感じると、それを解消するため質問が多くなります（感情的な口調にはならず、冷静な姿勢で話します）。

　こうした患者さんの多くは、曖昧な回答や対応を好みません。ですので、話は主観的な内容ではなく、客観的でエビデンスに基づいた解説にすると、信頼を得ることができます。

　また、解説は段階的に質問できるタイミングを患者さんに与えながら進めると、細部の疑問が解消され、話がスムーズに流れます。

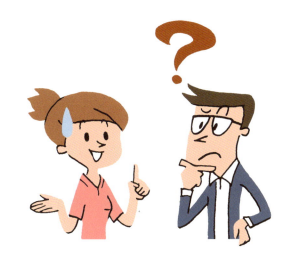

このタイプの患者さんへの効果的な対応法

・**話題を細かく分け、そのつど質問の機会を与える**

　話の詳細に意識が向き、曖昧さを嫌う患者さんゆえに、不確かな回答を避けなくてはなりません。わからないことに関してはその旨を伝え、「いつまでに調べてお返事いたします」と回答すると良いでしょう。

> **スタッフ**　ここまでの説明で、ご質問や気になることはありませんでしたか？
> （患者さんが納得したら）では、次に〇〇〇〇〇についてお話しいたします。

患者さんは何をもって歯科医療側を"信頼"するのか

　患者さんによって、信頼できる医療者とは、という質問への答えは異なるようです。
「自信をもって結論を示してくれる人」
「患者の気持ちを重んじ理解しようとする人」
「常にサポート体制を整え、安心させてくれる人」
「客観的な意見と、起こり得るリスクをきちんと示してくれる人」……。

　これらの例は、患者さんの歯科医療側への信頼は、患者さんのもともとの考え方や行動特性によって異なることを示しています。患者さんのニーズは多様で、歯科医院にはすべてをカバーできないように思えますが、本書で取り上げているような、理論に沿ったコミュニケーションの技術を根拠のある臨床に加えれば、可能だといえます。

　私たちが患者さんとの信頼関係を深めるには、感情第一ではなく、コミュニケーションでも、専門家としての知識や客観性をもって患者さんを診ていくことが大切です。

歯科における
医療コミュニケーション
実践ノウハウ

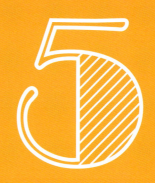

"Patient record" のすすめ
（ペーシェント レコード）

患者情報を院内共有するための効率的で確実な方法

■ 得た情報を迅速に生かすために

　ここまで、患者さんの理解を深め、治療に必要な情報収集と信頼関係構築のために、患者さんの心理や来院時の症状・体調に至る背景、歯科治療および歯科予防に対する意識、そして行動特性についての情報を引き出すことができる質問項目とインタビュー法を紹介してきました。

　この後は、得た患者さんの情報を、あわただしい診療のなかでいかに効率的に、院内すべてのスタッフと共有するかが重要なテーマとなります。本項では、患者さん情報の効率的な院内共有を手助けするために筆者が考案したツール「Patient record」を紹介します（図1、127ページ）。

■ Patient record の概要と活用方法

　Patient record は、1枚のシートにこれまで聞いてきた患者さん情報のうち、重要なポイントのみを抜き出してまとめ、院内の歯科医師やスタッフに回覧するものです。カルテケースのなかに入れ、患者さんにかかわる全員が、カンファレンスや受付時、診療前、相談前など、常にシートを確認する習慣を身につけていくと良いでしょう。また Patient record に記載された情報は、患者さんへの対応や配慮、注意事項、治療の際の説明方法、TBI ならびにモチベーション、リスクマネジメントに役立てていきます。

　作成時は以下のことに注意しましょう。

1．色のついた紙を使用

　カルテなどほかの資料の紙色が白なら、誰もが必要なときに迅速に患者さんの情報にアクセスできるよう、目につく色のついた用紙を使用します。

2．文面はシンプルに記載

　臨床では、時間はとても貴重です。初対面の患者さんの情報を、院内の誰もが短時間で効率よく

⑤ | "Patient record" のすすめ

かつ適切に把握できるよう、各項目に記載する文章は2〜3行程度でシンプルに収め、時間的コストを小さくします。このためにも、患者さんの話の重要なポイントをつかむことが大切です。

それでは次ページから、問診票と会話からどのように情報を抽出し、Patient record に記入していくのか、実例として見ていきましょう。

Patient record

患者氏名：　　　　　　　　　　　記載年月日：　　年　　月　　日／記載者氏名：

1. 来院動機

> 問診や医療面接、クリニカルインタビューで得た来院動機、当院への期待、過去の歯科医院での体験などの情報（▶58、62ページ参照）を1〜2行で記載する

2. 過去の体験

3. 最終受診歴

> 最終受診歴から患者さんの背景や考えを聴きだし記載する（▶66ページ参照）

4. 治療希望および優先順位など

> 患者さんの要望を記載する（▶74ページ参照）

5. 予防意識を探る

> 予防意識（▶78ページ参照）に関するキーワードを示し、詳細は問診票で確認する

6. 心身の状態の把握 ［4点中］

① 睡眠状態　　　　　　　　　　　　［　　　　　　］点
② 抑うつ状態　　　　　　　　　　　［　　　　　　］点
③ 緊張状態、焦燥感　　　　　　　　［　　　　　　］点
④ 強迫傾向、パニック傾向、不安状態　　　　　　［　　　　　　］点
⑤ 易怒性、過敏性、精神状態にともなう身体症状　［　　　　　　］点

> 心身状態を把握する問診票（▶81ページ参照）の、1〜5のカテゴリーに各4つずつ用意された項目に患者がチェックした数を記載する

7. 効果的な対応法

① まわりくどい言い回しは避け、結論を先に伝え、重要な内容は再確認する
② 患者さんの気持ちを重んじて共感の姿勢を示し、タイムマネジメントを行う
③ 支援の姿勢を示し、開放型質問法を交えながら、ゆっくりと段階的に進む
④ 段階的に質問できる環境を整え、エビデンスに基づいた解説を心がける

> 患者さんとの信頼関係構築と良好なコミュニケーションのために、行動分析から見る効果的な対応法（▶87ページ参照）をチェックする。患者さんへの説明や動機づけにも有効

備 考

図1 Patient record。

Patient record の活用例

患者Gさん：初診 / 50歳代後半の女性 / 主婦

1 初診時の患者さんの来院動機と心理状況、ニーズを聞き出す

問診票（119ページに掲載）

当院を知ったきっかけはどのようなことでしたか？
☑ ホームページを見て

患者さんとの会話

スタッフ （問診票を見ながら）ホームページで当院を知ってくださったのですね。差しつかえなければ、どの部分をお読みになって当院にいらしたのか教えていただけますか？

患者 多くの歯科医院を検討しましたが、ホームページにあった「ていねいな治療」「話をよく聞いてくれる」「院内の連携が密にとれている」という "患者さんの声" が印象的で、決め手となりました。

情報の分析

- 「ていねいな治療が期待できそう」「自分の話を聞いてくれそう」「患者情報が院内で共有されており安心できそう」というニーズが見える

Patient record への記載

1. 来院動機
   ・ホームページの「患者さんの声」が来院の決め手となった
   ・ていねいな治療、話をよく聴いてくれる、院内の連携が密にとれていることが重要

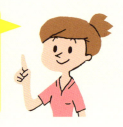

この初診の患者さんは、なぜ当院に来院したのだろうか？ 治療実績があるから？ 清潔感があるから？ 歯科医師の略歴から？ など、こちらの想像はふくらみます。しかし、患者さんには、患者さん独自の理由がそれぞれ存在します。本ケースの患者さんにとっての来院理由「ていねいな治療」「患者さんの話に耳を傾けてくれる」「院内の連携がしっかりとれること」は、患者さんにとっての安心・安全であり、ニーズであることが見えてきます。

5 "Patient record" のすすめ

2 過去の体験を聴く

問診票（126ページに掲載）

過去に受けた歯科治療や歯科医院で生じたできごとなどで、嫌な思いをされたことはありますか？
☑ はい　☐ いいえ

「はい」と回答された方におたずねします。具体的にどのようなことがありましたか？
スタッフの方がいつも忙しそうで、話しにくい環境が不安でした。先生もこちらの話をあまり聞かず、すぐに治療に入ることが多かったので不安でした。

患者さんとの会話

スタッフ：前の医院はスタッフの方が忙しそうで、お話ができにくかったのですね。そのような状況では治療に入っても不安ですよね。お察しします。当院でも気をつけたいと思います。

患者：前は、いつもストレスを感じながら通っていましたね。私は素人ですから、説明を聞いてもわからないことが多いです。いろいろ質問するかもしれませんが、よろしくお願いします。

スタッフ：患者さんはみなさんそうですよ。質問はとても大切なことですし、専門的なお話は難しいでしょう。どうぞ遠慮なさらず、どんなささいなことでも気軽におっしゃってください。

↓

情報の分析

- 「話しやすい、質問しやすい環境を整えてほしい」「院内の雰囲気にストレスを感じたくない」というニーズが見える

↓

Patient record への記載

2. 過去の体験
・以前のクリニックは、スタッフが忙しそうで話しにくい環境だったことが嫌だった
・Dr. もあまり話を聞いてくれないまま、治療を開始された

どうやらこの患者さんの最大のニーズは、「医院には質問しやすい環境を整えてほしい」であるようです。以前の医院では、不満があっても自らの思いをはっきり訴えた経緯はないことや、気持ちを抑えてがまんを重ね、その限界に達したとき転院を実行したこともわかります。ですから、患者さんの言葉に耳を傾けて不満や疑問が溜まっていないか探り、それらを段階的に解消できるようリアクションしていきましょう。

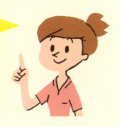

患者Gさん：初診／50歳代後半の女性／主婦〔つづき〕

❸ 最終受診歴から患者さんの背景を読む

問診票（124ページに掲載）

最後に歯科医院を受診されたのは、今からどのくらい前になりますか？
☑ 1年以内

最後に歯科医院を受診したのはどのようなことでしたか？
☑ 治療のために受診した

患者さんとの会話

スタッフ：最後に歯科医院を受診されたのが1年以内ということですが、これは先ほどの医院でしょうか。

患者：はい……。治療が終了したらほかの歯科医院でお世話になろうと思っていたので、口のなかの清掃を勧められましたが、お断りしました。ですので、今回は清掃をお願いできたらと思っています。

スタッフ：承知しました。歯科医師と歯科衛生士にはGさんのご希望をお伝えしますので、ご安心ください。

情報の分析

- この患者さんにとってもっともマイナスの印象となるのは、前院と同じ対応をしてしまうこと
- 患者さんの期待に応えられなければ、再度転院することが考えられる
- 口腔内に問題がなければ、まず患者さんの主訴や希望から治療に着手した方が良い

Patient recordへの記載

3. 最終受診歴
・1年以内。2の理由から今の治療が終了した時点で転院を考えていた。

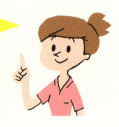

患者さんの最終受診歴は「1年以内」と短く、転院後も歯のクリーニングを希望するなど、歯周病予防に関心があることがわかります。歯や口の健康に興味がないというわけでなく、むしろ積極的であることがわかります。そうした患者さんであっても、この患者さんのように、何らかの不満や気持ちを表面に出さずに通院し続け、がまんの限界を迎えたとき、静かにフェードアウトしていくケースは少なくありません。日ごろから、患者さんの受けた印象や変化に気づくことがいかに重要であるかがわかります。

98

4 治療の希望および優先順位

問診票（120、126ページに掲載）

現在、気になることや困っていることはどのようなことですか？
当てはまるものすべてにチェックを入れてください。

- ☑ 口臭が気になる　　少し
- ☑ 歯のクリーニングをしたい
- ☑ 良い治療であれば自費の治療も検討したい
- ☑ その他（悩みや要望）

歯に良いことは積極的に取り入れたいと思いますが、十分に説明を受けたいです

患者さんとの会話

スタッフ　治療のご希望が複数チェックされていますが、もっとも優先したい治療から順位をつけますとどのようになるでしょうか。

患者　そうですね……。歯のクリーニングは一番早くしてほしいです。次は口臭が少し気になるので改善したいですかね……。歯に良いことは何でも積極的に取り入れたいですが、そのときは十分お話をうかがってからにしたいです。

スタッフ　かしこまりました。ご要望も含め担当歯科医師にお伝えいたします。また、こちらから治療をご提案をする際は、十分に説明とお話をうかがってからにいたしますね。

↓

情報の分析

- ● 歯のクリーニングと口臭予防に関心がある
- ● 歯と口の健康を維持することに積極的である
- ● よくわからないことは説明を十分に受け、コミュニケーションを取りたいと思っている

↓

Patient record への記載

4．治療希望および優先順位など
・歯に良いことは積極的に取り入れたいが、十分な説明を受けたい。
・まずはクリーニングから希望

患者さんが最優先したい治療は、優先度の順に、歯のクリーニング、口臭予防でした。また、「歯に良いことは積極的にとり入れたい」といった患者さんの要望から、予防意識が高いことがうかがえます。一方、新しい治療に関しては、「十分に話を聞きたい」と、ここでも「過去の体験」の情報収集をしたときと同様の発言がみられます。このように患者さんが繰り返すメッセージは、もっとも患者さんの思いが強いキーワードとして重要視しましょう。

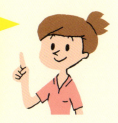

患者Gさん：初診 / 50歳代後半の女性 / 主婦〔つづき〕

5 予防意識を探る

問診票（124、125ページに掲載）

過去に歯科医院で歯みがき指導を受けたことがありましたか？

☑ はい　　　　　　　　□ いいえ

「はい」と回答された方におうかがいします。

・いつごろ歯みがき指導を受けられましたか？

[　5年　]くらい前

・歯みがき指導を受けられていかがでしたか？

☑ 良かった

・その理由をお聞かせいただけますか？

いつものみがき方以外の新たな発見があったからです

・指導された方法は、今も実践していますか？

☑ 続けて実践している　　□ ときどき実践している　　□ 実践していない

日常での歯みがきについておうかがいします。

・歯みがきは1日何回、いつごろされていらっしゃいますか？

回数：1日[　3〜5　]回

いつごろ：[　朝起きて・毎食後ごと・就眠前　　　　　　　]

・歯ブラシのほかに、何か清掃用具を使用されていますか？

☑ 使用している　　　　　□ 使用していない

・歯ブラシ以外の清掃用具を「使用している」方におうかがいします。

どのような清掃用具を使用していますか？

デンタルフロス　洗口剤　歯間ブラシ

使用されたきっかけはどのようなことでしたか？

歯みがき指導のときに教えていただきました。

・歯の健康のために気をつけていることがあれば教えてください。

食べたらみがく習慣は続けています。

喫煙状況についておうかがいします。

・タバコは吸いますか？

□ はい　　　　　　　　☑ いいえ

> ・・・・・・
> ・喫煙は歯周病を悪化させることはご存知ですか？
>   ☑ 知っている　　□ 知らない

■ 患者さんとの会話

スタッフ　歯みがき指導を受けられた後もずっと、ご自分でがんばっていらしたのですね。歯ブラシ以外の清掃用具も使われて、しっかりとケアされていたんですね。

患者　昔、通っていた歯科医院の担当の歯科衛生士さんにいろいろと歯みがきのしかたを教えていただきました。もう習慣になっているので、磨かないと気持ちが悪いです。

スタッフ　すばらしいですね、なぜ続けられたのでしょう？

患者　そうですねえ、当初は口のなかがスッキリして気持ちが良いからでしたね。今は年を取るいっぽうですから、できるだけ歯を残すためにがんばりたいです。

情報の分析

- すでに基本的な予防指導はされていて、患者さんの生活にも定着している
- 1日3～5回も歯みがきをするところを見ると、予防に対するモチベーションは高い
- 前院の歯科衛生士への信頼がうかがえることから、過去のセルフケアの指導法やアドバイスで良かったことなどを聞き、アプローチに役立てると有効である

Patient recordへの記載

5．予防意識を探る
- 予防意識が高い
- 予防意識についての詳細は問診票を参照！

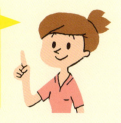

5年前に受けたTBIは、患者さんにとって良い経験となったようです。「担当の歯科衛生士さんに教えていただいた」と、歯科衛生士への気づかいが見られ、セルフケアも継続してきたことから、当時の歯科衛生士との信頼関係が築かれていたことが想像できます。また年齢とともに、健康意識が強化されているようにも取れます。今後、自院の担当歯科衛生士との信頼関係を強化することで、生涯にわたる健康管理が可能であることが推測できます。

患者Gさん：初診 / 50歳代後半の女性 / 主婦〔つづき〕

❻ 心身の状態を把握する

問診票（123ページに掲載）

最近1～2ヵ月間の状態について、いつものご自分（健康な状態）と比べると今の状態はいかがですか？ 当てはまる項目にチェックを入れてください（複数回答可）。

1： ☑ 寝つきが悪く、なかなか眠れない
   ☑ 一晩のうちに何度も夢を見ることがある
   ・・・・・・
5： ☑ 胃痛・腹痛・頭痛など、身体的に何らかの症状が出ている

患者さんとの会話

スタッフ	睡眠状態があまり良くないのですね。それはどのくらい続いていますか？
患者	1ヵ月くらい前からでしょうか。ベッドに入ってもなかなか寝つけなくて。眠りに落ちても夢ばかり見るんです。朝起きてもスッキリした感じがありません。
スタッフ	胃痛・腹痛・頭痛にもチェックがありますが、どうなさいましたか？
患者	最近腹痛が気になり、病院で診てもらったんですが、先生は、特に病気というのではなくストレスではないかとおっしゃっていました。
スタッフ	それは大変でしたね。どうぞお大事になさってください。そのようなときは、お口のなかも敏感になることがありますので、気になることがあったら遠慮なくご相談ください。

情報の分析

- 睡眠困難、ストレスが原因する腹痛の存在から、患者さんがストレス状態にあることがわかる
- こうした日常における心理・社会的ストレスが増幅することで、口腔内に違和感が生じたり、痛みに過敏になる可能性が考えられる

Patient record への記載

6. 心身の状態の把握 [4点中]

① 睡眠状態	[2]/4	④ 強迫傾向、パニック傾向、不安状態	[0]/4
② 抑うつ状態	[0]/4	⑤ 易怒性、過敏性、精神状態にともなう身体症状	[1]/4
③ 緊張状態、焦燥感	[0]/4		

来院ごと、また治療中もおりにふれ、患者さんの全身的な体調や口腔内の状態を確認しながら進めます。そうすることで、患者さんに安心感を与え、スムーズに治療を行うことができます。

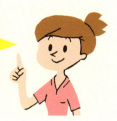

7 行動特性の把握と効果的な対応法

患者さんの行動特性チェックリスト（88〜89ページに掲載）

1：患者さんの印象は？	2：患者さんの話し方の特徴は？
① 比較的せっかちで気が短い印象を受ける ② 比較的社交的で明るい印象を受ける ③ 比較的穏やかで控えめな印象を受ける ◯ ④ 比較的神経質そうな印象を受ける	① 体裁を気にせず、ストレートに話す ② 表現的な口調で、気持ちを込めて話す ③ 発言は消極的で、ゆったりとした口調で話す ◯ ④ 発言は冷静で理論的な口調で話す
3：こちらが話しているときの患者さんのようすは？	4：患者さんの言動の特徴は？
① 話の途中でも割って入ってくる ② 会話中に本題から脱線してしまうことが多く話し好き ③ 話を最後まで忍耐強く聴いてくれる ◯ ④ 話の細かい部分まで意識が向き、質問してくることが多い	① こちらが説明している途中でも、「はいはい、それで次は？」と先を急ごうとする ② 表情が豊かで話し好きとの印象を受ける ③ 動作がいたってゆったりとしている ◯ ④ 表情や感情をあまり出さず、冷静で知的な印象を受ける

5：質問をしたときの患者さんの反応は？

① こちらの質問に即答する　　　　　③ こちらの言うことにほとんど同調する
② 社交辞令がみられる　　　　　　　④ 詳細に話の内容を把握しようとする ◯

| ①の合計 | **0** 個 | ②の合計 | **0** 個 | ③の合計 | **4** 個 | ④の合計 | **1** 個 |

⬇

情報の分析

- 発言が消極的で、控えめで穏やかな印象を受ける患者さんである

⬇

Patient record への記載

7. 効果的な対応法
① まわりくどい言い回しは避け、結論を先に伝え、重要な内容は再確認する
② 患者さんの気持ちを重んじて共感の姿勢を示し、タイムマネジメントを行う
③ 支援の姿勢を示し、開放型質問法を交えながら、ゆっくりと段階的に進む ◯
④ 段階的に質問できる環境を整え、エビデンスに基づいた解説を心がける

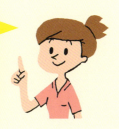

患者さんとの会話のやりとりから、患者さんの行動特性を探ります。上記の「患者さんの行動特性チェックリスト」の5つの設問中、もっとも患者さんに近いと思われる内容を主観的に①〜④の番号から選択し、一番多く選択した番号が患者さんの行動特性をもっとも表していることになります。Patient record の7項目に、患者さんに応じた効果的な対応法が簡潔に記載されてありますので、実際に患者さんと応対する際に心がけると良いでしょう。

Patient record

患者氏名：Gさん　　　　　　　記載年月日：2018 年 4 月 18 日／記載者氏名：水木

1. 来院動機
- ホームページの「患者さんの声」が来院の決め手となって来院。
- ていねいな治療、話をよく聞いてくれる、院内の連携が密にとれていることが重要

2. 過去の体験
- 以前のクリニックは、スタッフが忙しそうで話しにくい環境だったことが嫌だった
- Dr.もあまり話を聞いてくれないまま、治療を開始された

3. 最終受診歴
- 1年以内。2の理由から今の治療が終了した時点で転院を考えていた。

4. 治療希望および優先順位など
- 歯に良いことは積極的に取り入れたいが、十分な説明を受けたい
- まずはクリーニングから希望

5. 予防意識を探る
- 予防意識が高い
- 詳細は問診票を参照！

6. 心身の状態の把握 [4点中]
① 睡眠状態　　　　　　　　　[　　2　　]点
② 抑うつ状態　　　　　　　　[　　0　　]点
③ 緊張状態、焦燥感　　　　　[　　0　　]点
④ 強迫傾向、パニック傾向、不安状態　　　[　　0　　]点
⑤ 易怒性、過敏性、精神状態にともなう身体症状　[　　1　　]点

7. 効果的な対応法
① まわりくどい言い回しは避け、結論を先に伝え、重要な内容は再確認する
② 患者さんの気持ちを重んじて共感の姿勢を示し、タイムマネジメントを行う
③ 支援の姿勢を示し、開放型質問法を交えながら、ゆっくりと段階的に進む
④ 段階的に質問できる環境を整え、エビデンスに基づいた解説を心がける

備考
特記すべきことはありません

図2　GさんのPatient record のまとめ。

歯科における
医療コミュニケーション
実践ノウハウ

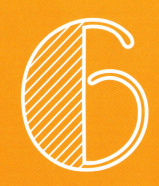

行動変容を目的としたアプローチ

予防歯科における行動変容の重要性

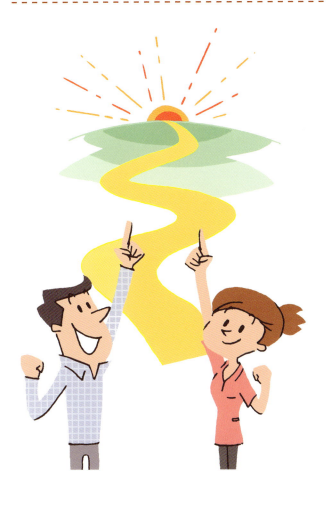

■ より健康的な生活に患者さんを導く

　歯周病と全身疾患のかかわりが指摘されるようになり、歯周病予防の実践がよりいっそう求められるようになりました。口腔内の健康維持の鍵となるのは、まさに患者さんの生活習慣であるといっても過言ではないでしょう。患者さん自らが予防意識をもち、セルフケアを日々の生活の一部として取り入れ、喫煙を習慣とせず、定期的な歯科検診により早期発見・早期治療に結びつけることが予防の理想とする姿です。

　しかし、患者さんが健康に関心を寄せても、複雑でストレスフルな現代社会のなかで、その行動はなかなか継続、定着しないのも現実です。頭では理解できているにもかかわらず、行動には至らないという経験は、患者さんのみならず、私たちにも起こっているのではないでしょうか。たとえば喫煙者は、タバコは人体に悪影響であることを頭では理解しています。しかし、なかなか禁煙に

105

成功しません。飲酒習慣がある人も、深酒は身体に悪いと思いながらもついついお酒が進んでしまいます。口腔状況に合った適切な歯みがきも、モチベーションはなかなか保てません。医療における「行動変容」とはこのように、これまで培われ習慣化されていた生活や行動パターンがより健康的で望ましいものに変わり、習慣化し定着するようはたらきかけていくことを指します。

本項では、患者さんが健康に向けてより良い生活や行動を維持していくために、歯科ができる行動変容に向けたアプローチを考えていきます。それにあたって、患者さんが行動変容のどの段階にいるのかを把握することが重要となります。

行動変容の構造を知ろう

厚生労働省による保健指導プログラム[*]から、行動変容の過程[**]についてみていきましょう（図1）。

行動変容には5つのステージがあり、それぞれが行動変容に向けた準備段階となっています。各ステージにおいてさまざまに動く患者さんの心理状況に合わせ、歯科医療側が支援方法を変えていくことで、患者さんの行動をより健康的で望ましいものへと後押しするものです。

では、行動変容の各ステージをもう少し詳しくみていくことにしましょう。

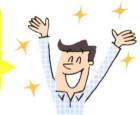

1. 無関心期
6ヵ月以内に行動変容に向けた行動を起こす意思がない時期。
（関心がまったくない）

2. 関心期
6ヵ月以内に行動変容に向けた行動を起こす意思がある時期。
（そこそこ関心がある）

3. 準備期
1ヵ月以内に行動変容に向けた行動を起こす意思がある時期。
（やってみようと思う）

4. 実行期
明確な行動変容は観察されるが、その持続が6ヵ月未満である時期。
（行動は起こしたが継続できるか不安）

5. 維持期
明確な行動変容が観察され、その期間が6ヵ月以上続いている時期。
（行動を継続する自信がある）

図1 行動変容ステージ[*][**]。
行動変容に向けた準備段階のことで、5つのステージに分けられる。医療側はステージごとに支援方法を変え、改善していけるように支援する。

---

[*] 厚生労働省．標準的な検診・保健指導プログラム（確定版）＜平成19年4月＞．http://www.mhlw.go.jp/bunya/kenkou/seikatsu/pdf/02.pdf（2018年2月2日アクセス）．

[**] Prochaska JO, Velicer WF. The transtheoretical model of health behavior change. Am J Health Promot. 1997;12(1):38-48.

行動変容ステージ別にみる、患者さんの心理とアプローチ

無関心期：信頼関係の構築に専念

　無関心期は、行動を変えようとする意思や気持ちがまだ表れていない段階です。まったく関心が向かないこの段階の患者さんに向けて、医療側が懸命にアプローチをしても、空振りに終わることとなります。これは、動機づけ（モチベーション）における「動因」と「誘因」を知ると理解できます。そもそも動機づけは、動因（患者さんの内面にある「〇〇したい」という気持ち）と誘因（患者さんの内面にある「〇〇したい」という気持ちを満たしたり後押しする、外殻の刺激や影響）から成り立ちます（**図2**）。行動変容は、外からの影響（誘因）により強化された動因によって成り立つため、無関心期では患者さんの健康に対する意思や欲求そのものがないことから、アプローチが難しいことが理解できます。むしろこちらのアプローチに対して、患者さんに心理的防衛がはたらき、拒否的・抵抗を示すことになるでしょう。

　では、無関心期にいる患者さんには、何をすべきなのでしょうか。「信頼関係を構築し、深めることに専念する」というのが筆者の見解です。患者さんからの信頼が得られない限り、こちらの話にも耳を傾けてくれませんし、治療への協力も得られません。まずは焦らず、1章で解説されたようなラポールの形成 ▶21ページ や治療に必要な情報収集を行いながら、患者さんの悩みに共感し寄り添う姿勢を示すといったコミュニケーションを図っていきましょう。

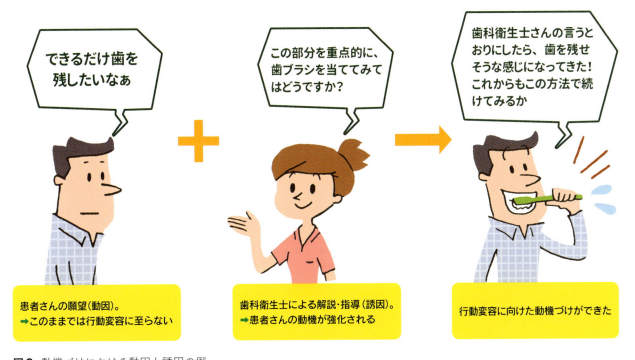

図2 動機づけにおける動因と誘因の例。
この例では、患者さんの動因（歯を残したい）に対し、歯科衛生士の誘因（解説や指導）が大きく影響し、動機づけが成功したたものと考えられる。

関心期：興味が向いた部分を強化

関心期は、健康に向ける関心がそこそこある状態です。しかし決して強い意思となった段階ではないので、一過性に関心が示されても、無関心期の状態に戻る可能性は少なくありません。

関心期にいる患者さんの行動は、動機づけにおける「誘因」に大きく左右されます。患者さんとコミュニケーションしていくなかで、口腔内について気になることや関心を示すことがあれば汲み取り、その事柄に焦点を当てて解説や指導を行うと有効です。患者さんに芽生えた問題意識に特化することで、患者さんの口の健康に対する意識は強化されていきます。

準備期：達成感を大切にサポート

準備期は、健康のために自らの行動を変えて行こうという意思が明確にある段階です。ここでは、患者さんに「健康に良い方法があるのならやってみたい」という気持ちが芽生えており、動機づけを行うことは容易となってきます。

準備期にいる患者さんには、無理なく段階的に進められる目標設定と行動計画を提案し、患者さんとともに検討していくと良いでしょう。患者さんが一歩一歩進むときの達成感は、次のステップにチャレンジする力へと変わります。

実行期：行動定着に向けた見守りと支援

実行期は、指導されたことや提案について効果が期待できると感じ、すでに健康のための新たな行動を患者さんみずからが実行している段階です。しかし、こうした行動は定着するとは限りません。環境の変化や仕事上・生活上のハプニングといったライフイベント、時間の経過などによって、患者さんの意欲や意思が不安定になることがあります。患者さん自身も、新たな行動パターンの継続にまったく不安がないとは言えない、という場合もあります。

心理学では、新たな行動パターンを患者さんみずからが実行し、その継続が6ヵ月を超えると「習慣化・定着化した＝次の段階である維持期へと移行した」とみなされます。それまでは、患者さんによる新たな行動パターンの継続がまだ不安定であるとみなし、医療側による強力な支援が不可欠となります。患者さんの変容した行動の継続を妨げる要因は何なのか、それを打破するにはどのような対策を打つべきなのかについて、患者さんと情報交換や協力をしながら、問題解決に向けた支援を行っていきます。

またこの時期は、患者さんの意欲が常に保たれているとは限りませんので、長い目で見た温かい支援が不可欠です。

維持期：医療側の支援はなくても OK

維持期は、行動変容が6ヵ月以上継続している状態です。新たに身に着けた健康的な行動スタイルが習慣化・定着化しており、患者さんも後戻りする不安がなく、自信がもてるようになります。医療側の支援がなくても、患者さん自らの力で継続可能となります。

＊　＊　＊

行動変容ステージ別に、歯科医療側ができるアプローチも異なります。**表1**では、ステージ別に適切なアプローチ、不適切なアプローチを示しました。臨床で活用してみてください。

6 | 行動変容を目的としたアプローチ

表1 行動変容ステージ別にみたアプローチ（次ページに続く）

1. 無関心期

適切なアプローチ	● 患者さんとの信頼関係を築く 　患者さんが信頼を寄せてくれなければ、行動変容へのアプローチは不可能 ● 患者さんの思いに共感的理解を示す 　患者さんが、「自分のことを理解してくれている」と感じることで安心し、「この人の話なら聞いてみよう」という意識が芽生える ● 口腔内で気になることや困っていることがないかをたずねる 　医療側の一方的な押しつけではなく、患者さんが問題と考えることに焦点を当てた話を進めていくことで、患者さんは耳を傾けてくれる	ラポールの形成（▶21ページ） 共感（▶23、30ページ） 受容（▶21ページ） 共感（▶23、30ページ） 言語的追跡（▶27ページ） 質問（▶28ページ） 傾聴（▶29ページ）
不適切なアプローチ	● 一方的な指示や指導 ● 口腔内の症状を指摘し、改善する必要性があることを強要する 　患者さんとの信頼関係なくしては、たとえ正論を伝えても、患者さんは聞く耳をもたない。まずは患者理解を深めることが先決	

2. 関心期

適切なアプローチ	● 患者さんが抱える口腔に関する悩みや疑問、困りごとについて情報を得る。その情報をもとに、より健康な生活パターンへ行動変容できるよう情報提供や解決法・治療方針の提案などを試みる 　例：「口臭が気になる」という患者さんの訴え 　　➡ 口臭を改善していく対策について解説 　　➡ TBIなどを行い歯周病予防につなげる 　「歯の着色が気になる」という患者さんの訴え 　　➡ 歯科医院でのクリーニングを勧める 　　➡ 口腔内の健康対策につなげる ● 患者さんの思いに共感的理解を示す ● 口腔内で気になることや困っていることがないかをたずねる	傾聴 情報提供／説明（▶33ページ） 共感 受容 共感 言語的追跡 質問 傾聴
不適切なアプローチ	● 患者さんの思いや関心を無視し、一方的に解説する ● 口腔内の状況だけをみて、一方的に治療方針を決めてしまう	

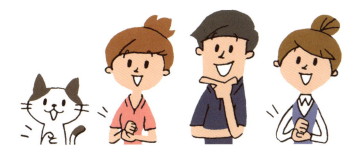

109

3. 準備期

適切な アプローチ	●患者さんの抱える問題や悩みを明確にし、解決するための支援方法を考える。患者さんができることと、歯科医院が行うサポートについて話し合い、目標を段階的に設定して、各目標の到達度や困難な点、問題点などを患者さんへフィードバックする 例：① 歯科医院で行うこと（治療や来院間隔の設定など）と患者さんが行うこと（セルフケア、生活習慣の改善など）を明確にするなど話し合い、共有する ② ①で設定した「患者さんが行うこと」を実践してもらう ③ 実践してみて、問題点などがなかったかを話しあう ④ ①～③を繰り返し支援し続ける	臨床能力 （▶24ページ） 要約・確認 （▶31ページ） 指示 （▶32ページ） 論理的帰結／ 情報提供／説明 （▶33ページ） 自己開示／積極的 要約 （▶34ページ） 対決 （▶35ページ）
不適切な アプローチ	●患者さんの行動を定着させようと先を急ぐ 患者さんのペースで継続してもらうことが重要 ●行動パターンが中断したりうまくいかなかったことを批判する	

4. 実行期

適切な アプローチ	●長い目で見守り、温かく支援する 例：患者さんに焦りやいらだちが見られる場合は、「こんなときは焦らずゆっくりと進みましょう」などと伝え、心理的負担を軽減する ●行動変容の中断につながる問題があれば親身になって話を聞き、無理なく段階的に継続できるよう具体的な提案をするなどの支援を行う ●順調に継続されている場合は、その努力を称賛する	受容 （▶21ページ） 共感 （▶23、30ページ） 傾聴 （▶29ページ） 臨床能力
不適切な アプローチ	●いたずらにがんばるよう励ます 患者さんの心情や状況を理解しないままの励ましは、患者さんにとって大きな負担となり、かえってモチベーションを下げてしまう ●医療側の理想通りに継続されなかったときなどに、いらだちや不安を表に出したまま患者さんに接する 患者さんから行動パターンが継続されてないことを告げられた際、露骨にうんざりした表情をするなど ●順調に進んでいる途中に、つぎつぎに課題を提示する	

5. 維持期

適切な アプローチ	●今までの努力を労い、患者さんの意志が行動を変えたことを伝える ●ここまでの過程でどのような難題があったかや、それをどう解決できたかをたずねる。今後、同じような壁に当たったときに、そうしたノウハウを活用することを勧める ●長期的・定期的に患者さんの支援を続け、行動パターンを維持する
不適切な アプローチ	●新しい行動パターンが中断したりうまくいかなかったことに対する失望を表明したり、叱責したりする

行動変容ケーススタディ ① 禁煙編

　患者さんの行動変容に向けた支援について、78ページに登場した患者Fさんを例に、禁煙までの道のりを考えていくことにしましょう。

　問診票やインタビューの内容（78〜80ページ）を見てみると、Fさんは過去にTBIを受けているものの、歯みがきの時間の長さが現実的ではないとのことで、セルフケアのモチベーションが継続されませんでした。さらに、1日に15〜20本もタバコを吸うヘビースモーカーです。こうした過去の体験や現在の生活状況を考慮したうえで、行動変容すべき内容を決定します。なおFさんの場合は、喫煙習慣の改善に興味を示しています（80ページ参照）。また、適切なセルフケアが定着していないことに問題意識をもっています。

　加えて、現時点での患者さんの行動変容ステージを見極めます。患者さんの行動変容ステージを

患者Fさん：初診／30歳代男性／会社員

患者さんの問診票から得られた喫煙習慣と生活背景に関する情報（78〜80ページより）

- 働きざかりで多忙の毎日
- 朝は必ず歯みがきをするが、夜は疲れてそのまま寝てしまうことがある
- 歯みがきに時間をかけることは現実的ではないと思っている（過去のTBIより）
- キシリトールガムを噛むことが予防と思っている
- ヘビースモーカー（15〜20本/日）
- タバコをがまんするとイライラして落ち着かない
- 喫煙は歯周病にも悪影響を及ぼすことは理解していない

↓

情報の分析

- 改善すべき課題は「歯みがき習慣」と「喫煙習慣」の2つ
- 無関心期のステージではない（関心期）

↓

取り組む課題の選択

行動変容に向けて取り組むにあたって、チャレンジする課題を患者さんにまずはひとつ選択してもらいます。患者さん自身が決定すると、実行・実現への意欲が高まり、責任も認識するため効果的です。患者さんがどちらの課題でも良いという場合は、難易度の低い方を勧めると良いでしょう。選択された課題について、さらに詳しく心理状態を聞いていきます。

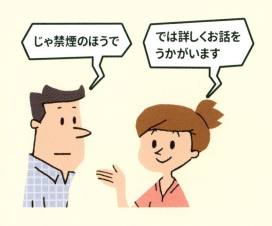

「じゃ禁煙のほうで」
「では詳しくお話をうかがいます」

患者Fさん：初診／30歳代男性／会社員〔つづき〕

記録A 詳細な喫煙習慣とその背景：課題の背景、心理を詳しく聴取する

	1日のなかでタバコを吸いたくなる状況は？	喫煙する直前・喫煙中の気持ちは？
平日朝	●起きて間もなく	●ぼーっとしていて何も考えていない。
	●朝食後すぐ ●新聞を読みながらコーヒーを飲むとき	●考えごとをしていることが多い。 ●習慣的に吸っている。
	●出勤直前	●今日も仕事が始まるのかという気分。 ●ゆううつな気分のときは喫煙本数が多くなる。
出社時	●仕事の区切り	●一瞬気分が和らぐ。
	●昼食後	●習慣的に吸っている。仕事モードのリセット。
	●外出時間は喫煙ルームを見つけるごとに	●喫煙場所が限られているので、見つけると「入らなくては！」と思う。
退社後	●帰宅後、食事をしたりテレビを見たり、飲酒しながら	●喫煙本数が多くなる。仕事を終え、帰宅したときの一服は最高。安らぎのひととき。
	●同僚と飲みに行くとき	●無自覚的に喫煙し続けている。
休日	●家事をするとき	●外出しないときは本数が増える。掃除をして一服、洗濯をして一服、整理整頓で一服、料理を作りながら一服。仕事から開放され、マイペースに家事をしながら、というのが良い。
	●くつろいでいるとき	●あまり考えず、何かをした区切りごとに習慣的に一服している。

判断するためには、まず患者さんに行動変容プログラムの内容とそれに参加する意思があるかどうかを確認します。もし患者さんに参加の意思がないのであれば、「無関心期」であると判断します。本例のFさんは特に禁煙についてプログラム参加の意思があることを示したため、「関心期」にいると判断します。

行動変容プログラム開始にあたっては、このようにプログラムの内容と意義を説明し、患者さんがチャレンジする意思があることを確認したうえで進めていきましょう。

▪▪ 喫煙行動の背後にある心理を聴取する

喫煙行動の背景には、身体的依存（ニコチン依存）や心理的依存が存在します。歯科ができるアプローチは、おもに心理的依存に対するサポートですから、「タバコを吸いたくなる状況」と「喫煙直前・喫煙中の心理状況」について詳細に問診で聴取し、あらかじめつくっておいた表（記録A参照）に書き出していきます。

本例の患者Fさんは、喫煙本数が1日15～20本とかなりのヘビースモーカーです。1日のなか

6 | 行動変容を目的としたアプローチ

記録B　喫煙欲求度：聴取した内容から、喫煙欲求の強さを色別に示してもらう

- もっとも喫煙したくなる状況（がまんできない状況）……………… 🔴
- やや喫煙したくなる状況 …………… 🔵
- なんとなく喫煙している状況 ………… 🟢

1日のなかでタバコを吸いたくなる状況は？	患者さん自身が気づいたこと（インタビューで聴取）
平日朝　🟢 起きて間もなく 🔵 朝食後すぐ 🟢 新聞を読みながらコーヒーを飲むとき 🔴 出勤直前	● 朝起きて間もないとき、食後や身じたくの間は、喫煙に対する欲求はさほど強くない。 ● 出社前、喫煙に対する欲求がもっとも強い。プレッシャーの大きな仕事がある日は、身構えてタバコの本数も多くなっていると思う
出社時　🔵 仕事の区切り 🔴 昼食後 🟢 外出している間は喫煙ルームを見つけるたびに	● ランチの後の喫煙はおいしいと感じる。仕事の区切りは、喫煙欲求が高いというより、むしろ癖になっているという感じ。 ● 外出すると喫煙場所が少ないので、見つけると習慣的に喫煙しに行くことが多い。
退社後　🔴 帰宅後、食事をしたりテレビを見たり、飲酒しながら 🔵 同僚と飲みに行くとき	● 1日のうち、もっともタバコがおいしいと感じる瞬間。気持ちもリラックスして、まるで疲れを取る特効薬のように感じる。
休日　🟢 家事をするとき 🟢 くつろいでいるとき	● 休日は、家事など何かをしているときの区切りとして頻繁に喫煙している。仕事の区切りに喫煙、という感覚に似ている気がする。

で、いつ、どのようなときに喫煙しているのか、そして患者さんの生活背景や、それぞれの喫煙状況における心理状態を明確にしていきます。

喫煙欲求の強さを視覚的に表す

タバコを吸いたくなる状況と背後にある生活背景や心理状態について整理した表（記録A）をもとに、患者さんに自己分析してもらいます。まず、それぞれの喫煙状況における喫煙欲求の強さについて、色を分けて示してもらいます（記録B参照）。これによって、喫煙欲求の強いときにどういう要因がかかわっているかを把握し、問題解決法やその優先順位を探る手掛かりとしていきます。

患者さんへのフィードバック

このように喫煙習慣について視覚化された表を一緒に見ながら、患者さんにそこから何が見えるかを聴き、自らの喫煙習慣に関する気づきをうながしていきます。

また、状況ごとの喫煙欲求を記したシートから
も、患者さんの感想を聞いて記録します。患者さ
ん自身が喫煙欲求と喫煙に至る心理状況を整理
し、客観視してみることにより、問題が何である
かへの気づきや、禁煙に際して何を優先すべきか、
どれなら取り組めそうか、考えをめぐらせてもら
うことなどが期待できます（**図3**）。

行動変容に向けたアプローチ

いよいよ、健康に向けた行動変容へのアプロー
チに入ります。患者さんの自らの問題への気づき
は、行動変容に大きな影響をもたらします。

本例の患者Fさんは、禁煙に向けてそれなりの
関心はあったものの（関心期）、自らの喫煙行動
を振り返ることで、強い欲求もなくいたずらに喫
煙する習慣があったことを認識し、その行動に関
しては抑制できそうな気がするという気持ちが芽
生えました（準備期初期）。

一方で、赤い丸印がつけられた強い欲求のある
禁煙行動には、やめられそうもないという大きな
課題が残されています。禁煙を成功させるために

は患者さんになるべくストレスを与えず、無理な
く継続でき、段階的にステップアップしていける
ようプランニングすることが、医療側に求められ
ます。

「自分ならできる」と思える心理的アプローチ

心理学者のアルバート・バンデューラ（Albert
Bandura）は、自分の行動の実現可能性に関する
認知「自己効力感」という概念を提唱しました*。
Banduraは、人の行動を決定する要因には、「先
行要因（行動を起こす前に感じる、できそうとい
う予感）」「結果要因（過去の結果が裏づける、で
きるだろうという感覚）」「認知的要因（それなら
できるだろうと認知する）」の3つがあり、なか
でも先行要因がもっとも行動を強化するとしてい
ます。こうした事前の期待（予期）を「効力予期」
といいます。そして人をこの効力予期に導く4つ
の情報源があるとしています（**図4**）*。

行動変容では、患者さんの自己効力感や達成感
を高め、自信につながるプランを提案していく必

今まで喫煙欲求とか実際の状況について考
えたことはなかったけれど、こうして文字に
してみると、タバコを吸うことが癖になってし
まっているなと気づきました。

特に緑の丸印をつけたものに関しては、喫
煙欲求と関係はなく、ただ習慣的にタバコを
吸うきっかけをつくっていたようですね。な
んとなくの気分から、むやみに喫煙してしまっ
ている部分はやめられそうな気もします。

でもその反面、赤い丸印をつけた
部分はやめられそうもないですね。
特に帰宅後の一服は格別。青い丸
印をつけた部分に関しては、意識
すれば本数が減るのかなぁ……。

図3 自分の習慣・行動に関する気づきをうながす。

要があります。そのためには、実行可能な小さな目標を立て、スモールステップで最終目標を目指して進んでいく方法が有効です。また、歯科医療側からの一方的な提案は、効果が期待できません。できるだけ患者さんの意見を尊重し、プログラムに参加することに意義をもってもらいます。

本例でいえば、患者さんが色別した喫煙状況に基づき、緑の丸印をつけた「なんとなく喫煙している状況」、青い丸印をつけた「やや喫煙したくなる状況」、赤い丸印をつけた「もっともタバコを吸いたい状況」の順に、段階的に禁煙へのチャレンジをうながします。

こうした心理的アプローチによって、患者さんの禁煙が6ヵ月以上継続できていたら、新たな健康習慣が身につき、行動変容がなされたと判断して良いでしょう。努力したにもかかわらず、心理的な禁煙プログラムが困難とされた場合は、状況に応じて禁煙外来をお勧めすると良いでしょう。

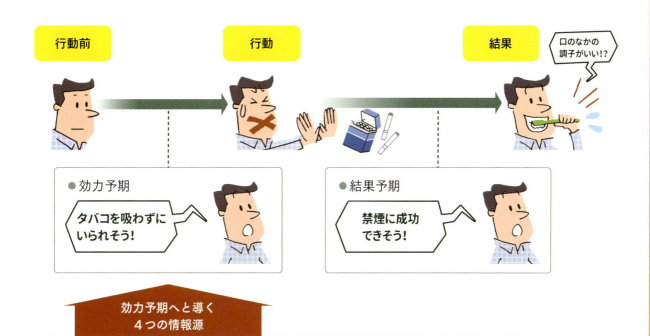

図4 Banduraによる、自己効力感を構成する要素*。

* Bandura A. Self-efficacy: toward a unifying theory of behavioral change. Psychol Rev. 1977;84(2):191-215.

行動変容ケーススタディ ② セルフケア編

患者Fさん：初診／30歳代男性／会社員

患者さんの問診票から得られたセルフケアに関する情報（77～78ページより）

- 朝は必ず歯みがきをするが、夜は疲れてそのまま寝てしまうことがある
- 歯ブラシに時間をかけることは現実的ではないと思っている（過去のTBIより）
- キシリトールガムを噛むことが予防と思っている

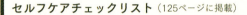

セルフケアチェックリスト（125ページに掲載）

日々の歯みがきが継続できなかった理由として、どのようなことが考えられますか？
当てはまる項目にチェックを入れてください（複数回答可）。

- ☑ 歯みがきするのがおっくうだった
- ☑ 歯ブラシのほか、デンタルフロスや歯間ブラシなどの清掃器具が加わりめんどうだった
- ☑ 歯みがきのための十分な時間が取りづらかった
- ☑ 多忙（または疲労）から歯みがき習慣を続けられなかった
- ☐ むし歯・歯周病の予防に関心がない
- ☐ 歯みがきの必要性を実感できない
- ☐ 歯みがき習慣の効果を実感できない
- ☐ 指導された歯みがきの方法が難しいと感じる
- ☐ その他[   ]

　初診・再診問わず患者さんからセルフケア不良を示す生活習慣のエピソードが得られたら、セルフケア習慣改善プログラムの導入を歯科衛生士が検討します。プログラム開始前に、プロフェッショナルケアとセルフケアの役割分担や、2つのケアが協力しあうと口腔内にどのような変化がもたらされるか、そしてその重要性について伝えます。
　こちらの説明に、患者さんが関心を示すか否かは重要なポイントです。患者さんの関心が向けられたことを確認したうえで次に進みます。患者さんの関心が得られなかった場合は、無理せず待つ姿勢も大切です。まずは患者さんとの信頼関係を築くことに専念すると良いでしょう。

■ 背景を探るセルフケアチェックリスト

　セルフケア習慣改善プログラムではまず、患者さんにセルフケア習慣が定着しない背景を探りま

6｜行動変容を目的としたアプローチ

継続ができなかった原因と対策、歯科医院側からの提案例

原因 歯みがきそのもの、あるいは清掃用具の使用が負担となっている
対策 負担軽減のため、当分の間は歯ブラシ以外の清掃用具を増やさない

提案例：患者さんの歯みがき状況を確認のうえ、気になる症状のみ歯間ブラシを使用するなど、スモールステップでの試みが可能か話し合う。可能であれば挑戦し、難しければ現状維持とする。

原因 多忙により、歯みがき行動を継続できる時間や精神的余裕がない
対策 時間や余裕のないなかでも、負担軽減のためのプランや妥協策を提案する

提案例：電動歯ブラシを活用し、負担軽減につなげる。
洗口剤を積極的に取り入れ、歯みがきに対する意識を持続してもらう。また来院のたびに、それが継続されているかを確認する。
それでも継続が難しいという場合は、何が難しいのか具体的な要因を聞き、一緒に対策を講じる。

原因 その重要性を理解している／いないにかかわらず、予防に関心や必要性を感じない
対策 患者さんに現況を説明・解説し、今後の方針を話し合う

提案例：今の状況が続くことで、将来的にう蝕や歯周病のリスクがともなうことを明確に解説する。
疾患が発症・悪化すると、治療自体の負担、経済的負担、審美性・咬合状態の悪化などが生じることについて説明し、患者さんの理解を得る。
予防の重要性を十分に理解しているが、関心がもてないという患者さんの理由を理解したうえで、問題を解決するためにどうしたら良いかを患者さんとともに考え、新たにプランを立てる。

原因 歯みがき習慣に効果を実感できなかったため、モチベーションが続かない
対策 再度セルフケアでどのように改善していくかや、セルフケアの重要性を説明する

提案例：患者さんにセルフケアへの過度な期待や誤った認識があった場合は、再度ていねいにセルフケアによる口腔内の改善のしかたについて説明し、患者さんの認識を適切なものに修正する。
説明後、患者さんが理解・納得しているかを確認し、不足分は再度、あるいは追加説明すると良い。

原因 歯科医療側が求める歯みがきの技術と、患者さんがもつ技術に大きなギャップがある
対策 TBIなどで再度直接説明・指導を行う

提案例：患者さんの歯みがきの方法をその場で確認する（具体的にどの部位の清掃が難しいのか確認）

す。そのためには、セルフケアに関する質問（セルフケアチェックリスト、125ページ）に答えてもらいましょう。このリストは、患者さんのセルフケア習慣の改善・強化に向けて、患者さんとともに考え、健康に向けた行動変容を実践し、定着させるためのツールです。またTBI後、その効果が行動変容や口腔内の改善として表れない患者さんに関しても、同様に答えてもらいます。

このリストを用いると、患者さんは次の2パターンのいずれかに大別されることがわかります。

❶ **セルフケアの重要性を理解していないために、行動に至らなかった患者さん**
❷ **セルフケアの重要性を理解しているにもかかわらず、行動しなかった（できなかった）患者さん**

このパターンのうち❶であれば、セルフケアに関する正しい情報提供を歯科医療従事者から行います。患者さんが十分に理解し、納得できれば、より良いセルフケア習慣へと改善、定着させていくことは可能でしょう。

いっぽう❷のように、患者さんが頭では理解しているものの、実行に至らないケースに遭遇した際は、そこには必ず患者さん独自の理由が存在すると考えてください。患者さんの心理社会的背景が関与していたり、ほかに何らかの理由があることが考えられます。まずはすでに述べたラポールを構築することで患者さんに寄り添い、問診や医療面接、クリニカルインタビューで原因を探り、理解し、解決方法を患者さんとともに考え、行動変容に向けた支援をしていきます。そうしたプロセスのなかで、患者さんの自己効力感は高まり、自信となり、健康に向けた新たな行動パターンが定着していきます。

生涯にわたる患者さんの健康管理を実現していくために、こうした行動変容に向けたアプローチを、ぜひ明日からの実践に役立ててみてください。

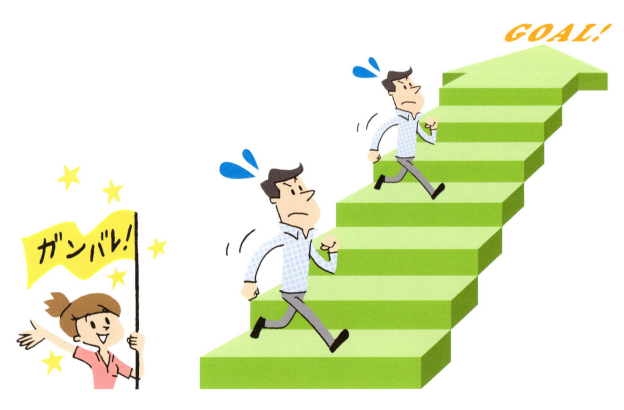

歯科における
医療コミュニケーション
実践ノウハウ

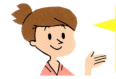

2章に記載されている問診票のすべての項目とプラスαを、カテゴリーごとに整理して記載しました。皆さんの歯科医院の特徴に合わせてカスタマイズし、ご使用ください。

カスタマイズして活用！問診票の項目一覧

1. 問診票の主旨を伝える

歯科治療を受けていただくために、大切な質問です。
内容は守秘いたしますので、すべての項目にお答えください。
ご不明な点がございましたら、スタッフまでお申しつけください。

2. 個人情報に関する記載

記載年月日	年　　　月　　　日
お名前	年齢［　　　］歳
生年月日	年　　　月　　　日
ご住所	［〒　　－　　　］
電話番号	
メールアドレス	

＊上記アドレスへ、お知らせなどのメールを配信するサービスがございます。利用のご希望はいかがでしょうか。
［　　希望する　　／　　希望しない　　］

3. 来院動機に関する質問

● **当院を知ったきっかけはどのようなことでしたか？**
　□ 家が近いから　　　　□ 他院からの紹介
　□ 広告を見て［　　　　　　　　　　　　　　　　　　　　　　　］
　□ ホームページを見て
　□ その他　　［　　　　　　　　　　　　　　　　　　　　　　　］

© クインテッセンス出版　119

4．歯科治療に関する質問

◉現在、気になることや困っていることはどのようなことですか？
当てはまるものすべてにチェックを入れてください。

- ☐ 歯が痛い
- ☐ 噛むと痛い
- ☐ むし歯がある
- ☐ 歯がしみる
- ☐ 治療の必要な歯がある
- ☐ 歯の被せものがとれた
- ☐ 歯のつめものがとれた
- ☐ あごが痛い
- ☐ あごがカクカクと音がする
- ☐ 口が開かない・開きにくい（開けると痛む）
- ☐ 歯並びが気になる
- ☐ 噛み合わせが気になる
- ☐ 歯を美しく整えたい
- ☐ 歯を白くしたい
- ☐ 検査をしてもらいたい
- ☐ 歯のクリーニングをしたい
- ☐ その他（悩みや要望）

- ☐ 入れ歯が痛い
- ☐ 入れ歯が合わない
- ☐ 入れ歯を新しくしたい
- ☐ 口のなかにできものができた
- ☐ 口のなかに違和感がある
- ☐ 舌がピリピリとする
- ☐ 味覚が鈍感になった
- ☐ 口が渇く
- ☐ 口臭が気になる
- ☐ 歯ぐきから血が出る
- ☐ 歯ぐきが腫れている
- ☐ 歯ぐきが痛い
- ☐ 歯がぐらぐらしてきた
- ☐ 歯石をとりたい
- ☐ 顔が腫れてきた
- ☐ 親知らずを抜いてもらいたい

5．小児歯科に関する質問

◉現在、お子さまのお口のなかで、気になることやご希望はありますか？

- ☐ 検査を希望する
- ☐ むし歯の治療を希望する
- ☐ 歯みがき指導を希望する
- ☐ 相談を希望する ［
- ☐ その他

- ☐ むし歯予防（シーラント）を希望する
- ☐ フッ素（フッ化物）塗布を希望する

について］

6. 矯正治療に関する質問

◉ 現在歯並びについて気になることはありますか？
当てはまるものすべてにチェックを入れてください。

☐ 前歯が出ている（出っ歯）　　　☐ 八重歯が気になる

☐ 口元が出ている　　　　　　　　☐ 歯がねじれている

☐ 前歯の噛み合わせが深い　　　　☐ あごが横にずれている

☐ 下の歯が出ている（受け口）　　☐ 奥歯が噛み合ってない

☐ 前歯が噛み合わない　　　　　　☐ 笑うと歯ぐきが出る

☐ 歯の並びがでこぼこしている　　☐ 歯と歯の隙間が空いている

☐ その他 [　　　　　　　　　　　　　　　　　　　　　　　　　　　　　]

7. 既往歴に関する質問

◉ 今までに下記の疾患にかかったことがありますか？

☐ 骨粗鬆症　　　☐ 狭心症　　　☐ 心筋梗塞　　　☐ 脳梗塞

☐ アレルギー（下記のどれに当てはまりますか？）

　　☐ 食物アレルギー　　　☐ 気管支ぜんそく　　　☐ アトピー性皮膚炎

　　☐ 花粉症　　　　　　　☐ 金属アレルギー　　　☐ その他 [　　　　　　　　]

☐ 感染症（例：肝炎、HIV、インフルエンザ、ノロウイルス感染症、結核など）

☐ 肝硬変　　　☐ B型肝炎　　　☐ C型肝炎

☐ 高血圧症　　☐ 低血圧症　　　☐ 貧血　　　　☐ 血管障害

☐ 糖尿病　　　☐ がん・腫瘍　　☐ リウマチ　　☐ 蓄膿（ちくのう）症

☐ 心身症　　　☐ うつ病　　　　☐ パニック障害　　☐ 神経症　　☐ 心気症

☐ その他　　　　　　[　　　　　　　　　　　　　　　　　　　　　　　　　　　]

☐ 消化器系疾患 [病名：　　　　　　　　　　　　　　　　　　　　　　　　　]

☐ 耳鼻科系疾患 [病名：　　　　　　　　　　　　　　　　　　　　　　　　　]

☐ 眼科系疾患　 [病名：　　　　　　　　　　　　　　　　　　　　　　　　　]

☐ 皮膚科系疾患 [病名：　　　　　　　　　　　　　　　　　　　　　　　　　]

☐ 泌尿器系疾患 [病名：　　　　　　　　　　　　　　　　　　　　　　　　　]

☐ 内分泌系疾患 [病名：　　　　　　　　　　　　　　　　　　　　　　　　　]

☐ 呼吸器系疾患 [病名：　　　　　　　　　　　　　　　　　　　　　　　　　]

◉ 今までに入院をしたことはありますか？

☐ はい　　[病名：　　　　　　　　　　　　　　　　　]　　　☐ いいえ

　　　　　[いつごろ：　　　　　　　　　　　　　　　　]

　　　　　[現在の状態：　　　　　　　　　　　　　　　]

8. 現病歴および服薬状況に関する質問

● 過去1年以内に病院を受診しましたか？

☐ はい　［病名：　　　　　　　　　　　　　　　　　］　　☐ いいえ
　　　　　［病院名：　　　　　　　　　　　　　　　　］

● 現在、歯科以外の病院に通院中ですか？

☐ はい　［病名：　　　　　　　　　　　　　　　　　］　　☐ いいえ
　　　　　［病院名：　　　　　　　　　　　　　　　　］

● 現在、服用しているお薬はありますか？

☐ はい　［病名：　　　　　　　　　　　　　　　　　］　　☐ いいえ
　　　　　［病院名：　　　　　　　　　　　　　　　　］

● 今までに服用したお薬で、副作用の出たお薬はありましたか？

☐ はい　　　　　　　　　　　　　　　　　　　　　　　　☐ いいえ

　　・下記のどれに当てはまりますか？

　　　☐ ヨード系　　☐ ペニシリン系　　☐ ピリン系
　　　☐ 麻酔薬　　　☐ クロロヘキシジン
　　　☐ その他［　　　　　　　　　　　　　　　　　］

9. 歯科治療におけるリスクに関する質問

● 過去に歯科治療を受けたことはありますか？

☐ はい　　　　　☐ いいえ

● 歯科治療で麻酔をしたことはありますか？

☐ はい　　　　　　　　　　　　　　　　　　　　　　　　☐ いいえ
　┈┈ 麻酔をしたときに何らかの異常がありましたか？
　　　☐ はい［症状：　　　　　　　　　　　　　　　］
　　　☐ いいえ

● 今までに歯を抜いたことはありますか？

☐ はい　　　　　　　　　　　　　　　　　　　　　　　　☐ いいえ
　┈┈ 血は止まりましたか？
　　　☐ はい
　　　☐ なかなか止まらなかった

● 歯を抜いたとき、気分が悪くなったことはありましたか？

☐ はい［症状：　　　　　　　　　　　　　　　　　　］　　☐ いいえ

10-1. 心身の状態に関する質問（簡易的な質問）

●最近1～2週間の健康状態はいかがですか？

　　□ 非常に良い　　□ 良い　　□ 普通　　□ 悪い　　□ 非常に悪い

●「悪い」「非常に悪い」に回答された方は、どのような状態ですか？

10-2. 心身の状態に関する質問（詳細な質問）

お口の中は敏感です。おからだの調子が悪かったり、気分が低下している場合は、お口の症状の痛みや違和感も増幅することがあります。歯科治療にあたって、こうした負担を考慮するために、あらかじめ患者さんの状態をおうかがいしています。

●最近1～2ヵ月間の状態について、いつものご自分（健康な状態）と比べると今の状態はいかがですか？　当てはまる項目にチェックを入れてください（複数回答可）。

1：　□ 寝つきが悪く、なかなか眠れない
　　　□ 一晩のうちに何度も夢を見ることがある
　　　□ 深夜に目が覚めてしまい、なかなか寝つけない
　　　□ 夜、遅くまで眠れないにもかかわらず、早朝、目が覚めてしまう

2：　□ 好きなものでも食べる気がしない
　　　□ ゆううつな気分が続いている
　　　□ 新聞やテレビを見ても内容が頭に入ってこない（ぼうっとしていることが多い）
　　　□ 意欲や集中力がなくなってきた

3：　□ 緊張してひどく汗をかいたり、震えることがある
　　　□ 何かをする際には、焦って混乱してしまうことがよくある
　　　□ 積極的に意見が言えず、がまんしてしまうことが多くなった
　　　□ 大きな音に反応し、ときおり体が震えたり、すくんだりすることがある

4：　□ 戸締まりや火の始末など、気になることは必要以上に何度も確認してしまう
　　　□ ときおり息苦しくなることがある
　　　□ 病気や症状のことが気になり頭から離れない
　　　□ 何か恐ろしいことが頭に浮かぶことがある

5：　□ ささいなことでも腹が立ち、イライラしてしまうことがよくある
　　　□ 痛みには過敏になってしまう
　　　□ 胃痛・腹痛・頭痛など、身体的に何らかの症状が出ている
　　　□ 慢性的な病気がある

11. 喫煙に関する質問

◉タバコは吸いますか？

☐ はい   ☐ いいえ

◉「はい」と回答された方は、1日何本くらい吸いますか？

1日 [   ] 本くらい

◉タバコをがまんするとどのようになりますか？

◉風邪をひいて、1日中寝ている状態でもタバコを吸いますか？

☐ はい   ☐ いいえ

◉朝、起きて何分くらいで最初のタバコを吸いますか？

☐ 5分以内   ☐ 6〜30分以内   ☐ 31〜60分以内   ☐ 61分以降

◉タバコを吸いたいという欲求とは関係なく、喫煙していることがありますか？

☐ はい   ☐ いいえ

◉タバコは健康に害を及ぼしたり、精神的にも依存してしまうことが理解できても吸ってしまいますか？

☐ はい   ☐ いいえ

◉喫煙は歯周病を悪化させることはご存知ですか？

☐ 知っている   ☐ 知らない

◉過去に禁煙や節煙（本数を減らす）を試みたことはありましたか？

☐ はい   ☐ いいえ

    「はい」と回答された方は、そのときどうなりましたか？
該当する項目すべてにチェックしてください。

☐ イライラする   ☐ 過敏になる   ☐ 落ち着かない   ☐ 集中しにくい
☐ ゆううつになる   ☐ 頭痛がする   ☐ 眠気が強くなる   ☐ 胃がむかつく
☐ 脈が遅くなる   ☐ 手の震えがくる   ☐ 食欲が増進する   ☐ 体重が増加する

12. 歯周病予防に関する意識を把握する質問

◉最後に歯科医院を受診されたのは、今からどのくらい前になりますか？

☐ 半年前   ☐ 1年以内   ☐ 2年以内   ☐ 3年以内
☐ 4年以上前：最終受診から約 [   ] 年経過

◉最後に歯科医院を受診したのはどのようなことでしたか？

☐ 治療のために受診した   ☐ 歯のクリーニング（清掃）で受診した
☐ その他   [   ]

13. セルフケアに関する質問

● **過去に歯科医院で歯みがき指導を受けたことがありましたか？**

☐ はい　　　　☐ いいえ

● **「はい」と回答された方におうかがいします。**

・いつごろ歯みがき指導を受けられましたか？

[　　　　　　　　　]年くらい前

・歯みがき指導を受けられていかがでしたか？

☐ とても良かった　　☐ 良かった　　☐ どちらともいえない　　☐ 良いとは思えなかった

・指導された方法は、今も実践していますか？

☐ 続けて実践している　　☐ ときどき実践している　　☐ 実践していない

● **日常の歯みがきについておうかがいします。**

・歯みがきは1日何回、いつごろされていらっしゃいますか？

回数：1日[　　　　　　　]回　　いつごろ：[　　　　　　　　　　　　　]

・歯ブラシのほかに、何か清掃用具を使用されていますか？

☐ 使用している　　☐ 使用していない

・歯ブラシ以外の清掃用具を「使用している」方におうかがいします。

どのような清掃用具を使用していますか？

使用されたきっかけはどのようなことでしたか？

・歯の健康のために気をつけていることがあれば教えてください。

・歯みがきできない日がありますか？

☐ いいえ　　　☐ ときどきある　　　☐ たびたびある

・「ときどきある」「たびたびある」と回答された方におうかがいします。

日々の歯みがきが継続できなかった理由として、どのようなことが考えられますか？
当てはまる項目にチェックを入れてください（複数回答可）。

☐ 歯みがきをするのがおっくうだった

☐ 歯ブラシのほか、デンタルフロスや歯間ブラシなどの清掃器具が加わりめんどうだった

☐ 歯みがきのための十分な時間が取りづらかった

☐ 多忙（または疲労）から歯みがき習慣を続けられなかった

☐ むし歯・歯周病の予防に関心がない

☐ 歯みがきの必要性を実感できない

☐ 歯みがき習慣の効果を実感できない

☐ 指導された歯みがきの方法が難しいと感じる

☐ その他 [　　　　　　　　　　　　　　　　　　　　　　　　　]

14. 自費治療の要望の有無

◉ 治療のご希望についておうかがいします。

- ☐ 応急処置のみ治療を希望する
- ☐ 保険の範囲内での治療を希望する
- ☐ 良い治療であれば自費の治療も検討したい
- ☐ 自費での治療を希望する

15. 過去における歯科治療の体験を聴く

◉ 過去に受けた歯科治療や歯科医院で生じたできごとなどで、嫌な思いをされたことは
ありますか？

☐ はい　　　　☐ いいえ

◉「はい」と回答された方におたずねします。具体的にどのようなことがありましたか？

16. 女性の歯科治療における留意点

女性の方におたずねします。

◉ 現在、生理中ですか？　　　☐ はい　　　☐ いいえ

◉ 現在、妊娠中ですか？　　　☐ はい　　　☐ いいえ

◉ 現在、授乳中ですか？　　　☐ はい　　　☐ いいえ

Patient record

患者氏名：

記載年月日： 　年　　月　　日
記載者氏名：

---

1. 来院動機

2. 過去の体験

3. 最終受診歴

4. 治療希望および優先順位など

5. 予防意識を探る

6. 心身の状態の把握 [4点中]

① 睡眠状態　　　　　　　[　　　　　]点

② 抑うつ状態　　　　　　[　　　　　]点

③ 緊張状態、焦燥感　　[　　　　　]点

④ 強迫傾向、パニック傾向、不安状態　　　　　　[　　　　　]点

⑤ 易怒性、過敏性、精神状態にともなう身体症状　[　　　　　]点

7. 効果的な対応法

① まわりくどい言い回しは避け、結論を先に伝え、重要な内容は再確認する

② 患者さんの気持ちを重んじて共感の姿勢を示し、タイムマネジメントを行う

③ 支援の姿勢を示し、開放型質問法を交えながら、ゆっくりと段階的に進む

④ 段階的に質問できる環境を整え、エビデンスに基づいた解説を心がける

備　考

クインテッセンス出版の書籍・雑誌は、歯学書専用通販サイト『歯学書.COM』にてご購入いただけます。

PCからのアクセスは…
歯学書 [検索]

携帯電話からのアクセスは…
QRコードからモバイルサイトへ

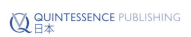
QUINTESSENCE PUBLISHING 日本

歯科医療コミュニケーション
理論と実践で学ぶ 臨床の"聴く 伝える 解決する"

2018年8月10日 第1版第1刷発行

著　　者　水木さとみ／勝部直人

発 行 人　北峯康充

発 行 所　クインテッセンス出版株式会社
　　　　　東京都文京区本郷3丁目2番6号　〒113-0033
　　　　　クイントハウスビル　電話(03)5842-2270(代表)
　　　　　　　　　　　　　　　　(03)5842-2272(営業部)
　　　　　　　　　　　　　　　　(03)5842-2276(編集部)
　　　　　web page address　http://www.quint-j.co.jp/

印刷・製本　サン美術印刷株式会社

Ⓒ2018　クインテッセンス出版株式会社　　　禁無断転載・複写
Printed in Japan　　　　　　　　　　　　落丁本・乱丁本はお取り替えします
ISBN978-4-7812-0635-6　C3047　　　　　　定価はカバーに表示してあります